Wolfgang Möhring, Heilpraktiker

Durch Mineralstoffe zu Wohlbefinden und Leistungskraft

Mineralstoffmangel erkennen und ausgleichen. Wesen und Wirkung der Mineralstoffe und Spurenelemente verstehen, ihre Heilkraft täglich für sich nutzen.

Mit Rezepten für mineralstoffreiche Drinks von Ernst Lechthaler.

Fotos im Innenteil von Simone Schneider.

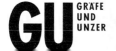

Wichtiger Hinweis

Die neben einer gesunden Ernährung zusätzliche Aufnahme von Mineralstoffen ist gleichzusetzen mit einer Medikamenteneinnahme. Bitte besprechen Sie deshalb die Notwendigkeit und die Höhe einer solchen Zusatzversorgung des Körpers mit Ihrem Arzt!

Inhalt

Mineralstoffe – Lebenselemente 5
Warum wir die essentiellen Mineralien brauchen 5
Von Gestein und Mineralien 5
  Mineralien und Mineralstoffe 6
Welche Mineralstoffe befinden sich in unserem Körper? 6
  Die Makromineralien 6 • Weitere essentielle Mineralien 7 • Die Mikromineralien 7
Was Mineralstoffe leisten müssen 8
  Mineralstoffe schaffen Lebensklima 8 • Kooperation mit den Vitaminen 9

Krank durch Mineralstoff-Mangel 10
Kleine Ursache – große Wirkung 10
  Krankheitsabwehr und Mineralstoffe 11
Wie erkenne ich einen Mineralstoffmangel? 11
  Erste Anzeichen 12 • Vegetative Dystonie 12 • Bin ich gefährdet? 12 • Wer hat einen speziellen Mineralstoffbedarf? 13
Bestimmung eines Mineralstoffmangels 13
  Analyse des Blutes 14 • Uro-Mineral-Test 14 • Haar-Mineralienanalyse 14
Sinn und Unsinn von Mineralstoff-Präparaten 15
Mineralien-Überschuß 16

Mineralstoffmangel – Symptom unserer Zeit 17
Mineralstoffe und Ernährung heute 17
  Die Qualität unserer Nahrung 17 • Ausgelaugte Böden – ausgelaugte Nahrungsmittel 17 • Bedeutet Verfeinern Verbessern? 18 • Viel hilft viel? 18
Streß und Umweltgifte 19

Die natürliche Balance erhalten 20
Mineralienverlust durch Verdauungsstörungen 20
  Was den Darm krank macht 21 • Was tun bei Verstopfung? 22
Mineralienverlust durch Wasserverlust 22
  Was tun gegen Mineralienausschwemmung? 23
Wechselwirkungen 24

Inhalt

Mengenelemente oder Makromineralien 26

Natrium – auf die Dosierung kommt es an 26
Kalium – Gegenspieler des Natrium 30
Chlor – Bestandteil des Magensaftes 34
Calcium – stärkt Zähne und Knochen 35
Magnesium – Antistreßmittel 40
Phosphor – Energieträger 46
Schwefel – ein Sonderfall 49

Spurenelemente oder Mikromineralien 51

Chrom – silbriger Glanz 51
Eisen – transportiert den Sauerstoff im Blut 52
Jod – unterstützt die Schilddrüse 57
Kobalt – Vitamin B12 58
Kupfer – das ästhetische Metall 59
Lithium – ein essentielles Element? 62
Mangan – ebenso wichtig wie unbekannt 62
Molybdän – für gesunde Zähne 64
Selen – wichtiger Schutzstoff 64
Silizium – für Knochen und Bindegewebe 67
Vanadium – Cholesterinsenker? 67
Zink – Helfer des Immunsystems 68
Zinn – länger bekannt als Eisen 73

Richtige Ernährung – gewußt wie 75

Sich ausgewogen ernähren 75
Mineralstoffreiche Nahrungsmittel 79
Schädliche Nahrungsstoffe 81
Wer hat einen speziellen Mineralstoffbedarf? 82

Rat und Rezepte für jeden Tag 85

Gesundheit, die man trinken kann 85
Rezepte für Drinks in Kurzform 90

Zum Nachschlagen 92

Adressen, die weiterhelfen 92
Bücher, die weiterhelfen 92
Sachregister 93

Mineralstoffe – Lebenselemente

Wie Sie vielleicht wissen, besteht Ihr Körper in erster Linie aus den elf chemischen Elementen:

- Wasserstoff
- Sauerstoff
- Kohlenstoff
- Stickstoff
- Chlor
- Phosphor

- Schwefel
- Natrium
- Kalium
- Calcium
- Magnesium

Bausteine unseres Körpers

Die Mehrzahl davon, nämlich Chlor, Phosphor, Schwefel, Natrium, Kalium, Calcium und Magnesium, gehört zu den »essentiellen« Mineralstoffen.

Warum wir die essentiellen Mineralien brauchen

Die essentiellen Mineralstoffe werden auch als »erwünschte« Mineralstoffe bezeichnet. Was heißt das nun? Nichts anderes, als daß es sich hier um für uns absolut lebensnotwendige Nahrungsbestandteile handelt, die unser Körper nicht selbst herzustellen vermag.

Andere essentielle Nahrungsstoffe sind die Vitamine und einige Aminosäuren und Fettsäuren. Sie alle müssen wir über die Ernährung – bei akuten Mangelzuständen medikamentös – aufnehmen. Deshalb ist die richtige Ernährung so wichtig, um den Mineralstoffhaushalt in Ordnung zu halten und einem Mineralstoffmangel vorzubeugen.

Zum Erhalt des Mineralstoffhaushalts

Von Gestein und Mineralien

Die Mineralstoffe sind Elemente des mineralischen, des unbelebten Teils unserer Erde. Sie sind in Gestein, im Ackerboden, im Grundwasser und in den Meeren vorhanden und gelangen über den Nahrungsmittelkreislauf zum Menschen. Stirbt der Mensch, gelangen die Mineralstoffe zurück zur Erde. Nichts geht im Kreislauf der Natur verloren.

Die Frage nach dem Unterschied zwischen Mineralien, Mineralstoffen, Steinen und Gestein verursacht zumeist Verwirrung.

Bestandteile von Mensch und Natur

Welche Mineralstoffe befinden sich in unserem Körper?

In der Geologie, der Wissenschaft von der Erde, wird genau definiert: Hier spricht man nicht von Steinen, sondern unterscheidet *Mineralien* und *Gestein*. Unter Mineralien verstehen die Geologen alle natürlich entstandenen Bestandteile der Erdkruste; erst eine Verbindung von mehreren Mineralien ergibt ein Gestein.

Geologisches Geschehen –

Alle Gesteine entstehen aus Mineralien, aber sie sind auf unterschiedliche Weise zusammengesetzt: Zum Beispiel gelangt durch die Aktivität von Vulkanen glühendflüssiges Magma, eine »unordentliche« Ansammlung aller möglichen Mineralien, aus dem Erdinneren in die Erdkruste und an die Erdoberfläche. Es erstarrt und bildet Gesteine wie Granit oder Bimsstein.

Witterungseinflüsse wie Sonne, Frost und Regen greifen die Gesteine der Gebirge an und lassen sie in kleine Teile zerfallen. Auf diese Weise entstehen Gesteinsformen wie Ton, Sand und Kies. Bei diesem Zerkleinerungsvorgang ändert sich das Aussehen des Gesteins – nicht aber die darin enthaltenen Mineralien. Sie sind in einem Granitsteinchen noch genauso vollständig vorhanden wie in der Granitfelswand, aus der das Steinchen stammt.

Völlig neue Gesteine dagegen ergeben sich durch chemische Einflüsse. Wenn etwa wasserlösliche Mineralien aus einem Gestein herausgelöst werden, oder wenn sich bestimmte Mineralien in der Verbindung mit dem Sauerstoff der Luft chemisch verändern, entstehen neue Gesteine mit veränderten Mineralien!

– chemische Einflüsse

Mineralien und Mineralstoffe

Ein reines Mineral ist aus nur einer Art von Atomen aufgebaut. Diese »Mineralatome« werden als Mineralstoffe bezeichnet. Deshalb kann man in »unserem Fall« von *Mineralien* und *Mineralstoffen* sprechen. Denn wie reines Gold und reines Silber bestehen auch Chlor, Phosphor und Natrium aus nur einer Atomart.

Reine Mineralstoffe

Welche Mineralstoffe befinden sich in unserem Körper?

Die Makromineralien

Von den etwa 60 verschiedenen chemischen Grundelementen, die in unserem Körper vorhanden sind, gelten gegenwärtig rund zwanzig als essentielle Mineralstoffe. Sechs von ihnen – *Calcium*,

Welche Mineralstoffe befinden sich in unserem Körper?

Kalium, Natrium, Magnesium, Chlor und *Phosphor* – werden als »Makromineralien«, Hauptmineralstoffe oder Mengenelemente bezeichnet, weil davon in einem gesunden Körper mehr als fünf Gramm zu finden sind (→ Mengenelemente oder Makromineralien, Seite 26).

Hauptmineralstoffe

Einige Wissenschaftler vermuten inzwischen, daß auch *Schwefel*, eines der Mengenmineralien in unserem Körper, zu den essentiellen Mineralstoffen gehört.

Sonderfall Schwefel

Weitere essentielle Mineralien

Mit großer Wahrscheinlichkeit wird sich die Liste der essentiellen Mineralstoffe im Laufe der nächsten Jahre noch erweitern, da die Wissenschaft bei ihrer Forschung immer weiter in die komplexe Chemie unseres Körpers eindringt. Neue Untersuchungen sprechen zum Beispiel dafür, daß *Germanium* essentielle Aufgaben in unserem Körper haben könnte. Erwiesen ist seine stärkende und kräftigende Wirkung auf den Organismus – die Rolle dieses Minerals im Immunsystem ist jedoch noch weitgehend unbekannt. Leider wird man aufgrund der nach wie vor zunehmenden Umweltverschmutzung aber auch die Liste der Mengenelemente mit einer giftigen Wirkung für unseren Körper ergänzen müssen. Zum Beispiel weiß man noch recht wenig über *Beryllium* und *Barium*.

Germanium

Beryllium Barium

Die Mikromineralien

Von den anderen Mineralstoffen brauchen wir nur winzig kleine Spuren, gleichwohl sind sie lebensnotwendig. Sie werden »Mikromineralien« oder Spurenelemente genannt, weil sie in unserem Körper nur in Spuren unter 0,01 Prozent oder unter fünf Gramm vorhanden sind (→ Spurenelemente oder Mikromineralien, Seite 51). Die Spurenelemente machen insgesamt lediglich rund zehn Gramm in unserem Körper aus, trotzdem könnten wir ohne sie nicht existieren. In der wissenschaftlichen Literatur werden als Spurenelemente *Chrom, Eisen, Fluor, Jod, Kobalt, Kupfer, Mangan, Molybdän, Nickel, Selen, Silizium, Vanadium, Zink* und *Zinn* genannt. Einiges spricht dafür, daß auch *Lithium* zu den essentiellen Spurenelementen gehören könnte. Aus diesem Grund ist es bei den Mineralstoffbeschreibungen mit aufgeführt (→ Seite 26 – 73).

Spurenelemente

Was Mineralstoffe leisten müssen

Alle Mineralstoffe zusammen machen rund vier Prozent unseres Körpergewichtes aus. Der größte Anteil befindet sich in Knochen, Zähnen und im Blut. Viele Mineralstoffe haben nicht nur eine, sondern mehrere Aufgaben zu erfüllen, und sie können dies nur bewerkstelligen, wenn sie miteinander und mit den Vitaminen in harmonischem Zusammenspiel stehen. Vereinfacht lassen sich die Aufgaben der Mineralstoffe in zwei Bereiche gliedern:

Harmonisches Zusammenspiel

• *Mineralstoffe sind Bausteine*
Die harten Gewebe Knochen und Zähne benötigen Calcium, Phosphor und Magnesium. Rund 1,2 Kilogramm Calcium sind in den Knochen enthalten. Aber auch zahlreiche wichtige Körpersubstanzen enthalten Mineralstoffe, so sind in den Schilddrüsenhormonen Jod und das Vitamin B12 in seiner Verbindung mit Kobalt vorhanden. Magnesium, Eisen, Zink, Kupfer, Mangan und Molybdän sind auch Bestandteile zahlreicher Enzyme, das sind aktive Eiweißkörper, die bei der Umwandlung von organischen Substanzen, beispielsweise Nahrungsmitteln, beteiligt sind.

Lebensnotwendige Enzyme

• *Mineralstoffe sind Wirkstoffe*
Die meisten Stoffwechselprozesse unseres Körpers sind von essentiellen Mineralstoffen abhängig. Sie dienen als Startersubstanzen zahlloser Zellaktivitäten. Sie helfen bei dem ständig notwendigen Abbau überalterter und bei dem Aufbau neuer Zellen, tragen entscheidend zum Funktionieren unseres »Nervenkostüms« und der Muskeln bei und sorgen für ein intaktes Immunsystem.

Unterstützende Helfer

Mineralstoffe schaffen Lebensklima
Leben kann aber nur unter bestimmten Bedingungen stattfinden. Um diese Voraussetzungen beziehungsweise das richtige Milieu zu schaffen, sind Mineralstoffe unerläßlich. Sie sorgen für einen Ausgleich der Flüssigkeitsverteilung (Wasser-Elektrolyte-Haushalt) und für ausgewogene Druckverhältnisse im Körper (Osmotischer Druck) und schaffen die Voraussetzung für die Reizweiterleitung zwischen den Nerven und Muskeln unseres Körpers (→ auch Seite 30).

Was Mineralstoffe leisten müssen

Kooperation mit den Vitaminen

Alle essentiellen Nährstoffe, Mineralien und Vitamine stehen in enger Wirkung miteinander und wirken auch mit zahlreichen Stoffen zusammen, die der Körper selbst herstellt.

Unser Körper ist mit einer großen Fabrik vergleichbar, die über zahlreiche Produktionszweige verfügt (▸ Kleine Ursache – große Wirkung, Seite 10). Energie und Baustoffe für diese Fabrik werden mit der Nahrung angeliefert. Vitamine und Mineralstoffe sind die Fabrikationswerkzeuge, mit deren Hilfe der Organismus Eiweißbausteine, Hormone und Enzyme (▸ Seite 8) produziert. Einige Vitamine können ihre Arbeit nicht verrichten, wenn bestimmte Mineralstoffe fehlen und umgekehrt, wie beispielsweise Kobalt, damit das Vitamin B12 seine Wirkung entfalten kann, Selen als Partner von Vitamin E.

Unser Körper – eine Fabrik

Die Menge eines Minerals in unserem Körper sagt nichts über seine Bedeutung aus. Der Schlüssel für eine gute Gesundheit liegt darin, die richtige Menge des jeweiligen Minerals konstant zu halten. Ein essentieller Mineralstoff kann nicht die Aufgaben eines anderen oder die eines Vitamins übernehmen. Deshalb sind wir – um gesund zu bleiben – auf die Zufuhr sämtlicher essentieller Nahrungsstoffe angewiesen.

Jeder Baustein ist wichtiger Teil des Ganzen

Krank durch Mineralstoff-Mangel

Zivilisationskrankheiten

Es erscheint fast paradox, daß gerade Menschen in den Industrieländern an Nährstoffmangel leiden sollen. Doch tatsächlich ist dieser Mangel ein Nährboden für die sogenannten Zivilisationskrankheiten wie Diabetes, Rheuma, Bluthochdruck, Arteriosklerose, Herzinfarkt und Krebs.

Gefährdung im Alter

Auch so manche Krankheit, die mit zunehmendem Alter häufiger auftritt, wie Infektanfälligkeit, Osteoporose, Wundheilungsstörungen und Haarausfall ist auf Nährstoff-, vor allem auf Mineralmangel zurückzuführen. Es ist heute bekannt, daß ein Mangel an Mineralstoffen wie Calcium, Magnesium, Zink und Selen Herzinfarkt und Schlaganfall begünstigt und daß chronischer Calciummangel Osteoporose und Arteriosklerose verursacht. Jodmangel führt zur Kropfbildung, bei Fluormangel tritt Karies häufig auf.

Allerdings ist ein Mineralienmangel allein selten die Hauptursache solcher schweren Krankheiten. Meist kommen noch weitere Faktoren hinzu, wie eine negative Lebenseinstellung, die körperliche Konstitution, die Lebensweise sowie das persönliche Umfeld und eine einseitige Ernährungsweise mit denaturierten Nahrungsmitteln. Aber auch wer sich vollwertig ernährt, hat heute nicht mehr die Garantie, seinem Körper damit die notwendigen Mineralstoffe in ausreichender Menge zuzuführen. Denn viele Ackerböden sind ausgelaugt, und so ist es kein Wunder, daß immer weniger Mineralien über pflanzliche und tierische Produkte zum Menschen gelangen.

Umweltschäden

Kleine Ursache – große Wirkung

Die Folgen sind oft verheerend, ohne daß man sie gleich bemerkt. Denn sind die körpereigenen Reserven an Mineralstoffen (und Vitaminen) erst einmal ausgeschöpft, führt das zu Störungen im Stoffwechsel der einzelnen Zellen. Abfallprodukte häufen sich an, und die Durchlässigkeit der Zellmembranen verschlechtert sich. Solche Ablagerungen in den Zellen beeinträchtigen bald die einzelnen Zellfunktionen. Es folgt die Schwächung des gesamten Organs. Körperliche Beschwerden machen sich bemerkbar – Medikamente müssen dem nun erkrankten Organ helfen, funktionsfähig zu bleiben, die von ihm gesteuerten Stoffwechselprozesse aufrechtzuerhalten.

Der gesamte Organismus leidet

Krankheitsabwehr und Mineralstoffe

Unser Immunsystem ist eines der Wunderwerke der Natur. Ein vielfach vernetztes System von einfachen Abwehrzellen, speziellen Abwehrzellen, Botschafterzellen und Gedächtniszellen sorgt dafür, daß wir gesund bleiben. Bei sämtlichen Zellherstellungsvorgängen spielen Mineralstoffe und Mineralstoffenzyme (→ Seite 20) eine wichtige Rolle. Die Leistungsfähigkeit unseres »inneren Arztes« ist also untrennbar an die Versorgung mit essentiellen Mineralstoffen gebunden. Die Abwehr- und Entgiftungsmechanismen unseres Immunsystems werden in der heutigen Zeit stark in Anspruch genommen. Medikamente, Umweltgifte, Ernährungsfehler und Drogenmißbrauch, dazu gehören auch Alkohol und Zigaretten, belasten den Organismus. Jede Einseitigkeit – in der Ernährung oder in der Lebensweise – führt auf Dauer zu einer Herabsetzung der Lebenskraft und der Abwehrmechanismen. Um unser Immunsystem leistungsfähig zu erhalten, sind bestimmte Vitamine und Mineralstoffe unerläßlich. Eisen, Zink, Kupfer und Selen gehören ebenso dazu wie die Vitamine C, E, B6 und die ungesättigten Fettsäuren.

Versorgungsabhängige Funktionen

Noch längst sind nicht alle Wirkungsweisen der Mineralien bis ins Detail erforscht. Erwiesen ist inzwischen jedoch, daß der menschliche Körper über Selbstregulationsmechanismen verfügt, die dafür sorgen, daß das Immunsystem, ja der ganze Körper so viel wie möglich von den lebensnotwendigen Mineralstoffen erhält.

Wie erkenne ich einen Mineralstoffmangel?

Schwere und langanhaltende Mineralmangelerscheinungen treten glücklicherweise selten auf. Weit verbreitet allerdings sind versteckte Mangelerscheinungen, die keine spezifischen Beschwerden verursachen. Betroffen davon sind überwiegend Menschen, die sich einseitig ernähren oder/und an Magen-Darm-Störungen leiden. Ein versteckter Mineralstoffmangel ist nur schwer auszumachen. Klarheit schafft meist erst die wissenschaftliche Analyse (→ Seite 13). Sie zeigt, welche Mineralien fehlen, und vor allem, in welchem Ausmaß.

Verdauungsstörungen

Wie erkenne ich einen Mineralstoffmangel?

Erste Anzeichen

Unwohlsein, Müdigkeit, Schmerzen

Erste Anzeichen einer Mineralunterversorgung sind Unwohlsein und Müdigkeit sowie plötzlich auftretende Schmerzen in Muskeln oder Gelenken. Wenn es Ihnen auch so geht, Sie vielleicht auch schlecht schlafen, an Kopfschmerzen und Muskelverspannungen leiden, dann sollten Sie sich mit diesen Symptomen näher befassen. Sie können erste Hinweise darauf sein, daß Sie nicht mehr ganz gesund sind. Gern wird heute alles auf das Wetter oder den Streß geschoben. Und die Tatsache, daß die Leistungsfähigkeit nachläßt, wird ebenfalls mit diesen Umständen in Zusammenhang gebracht. Wer jedoch auf die Signale seines Körpers hört, kann – oft durch einfache Mittel, wie Ernährungsumstellung und mehr Bewegung – verhindern, daß Krankheit aus einem Mineralstoffmangel überhaupt erst entsteht.

Vegetative Dystonie

Die oben genannten Beschwerden werden oft oberflächlich mit dem schwammigen medizinischen Begriff »vegetative Dystonie« bezeichnet. Er beinhaltet alle Symptome, die eine Überlastung des vegetativen Nervensystems anzeigen, wie Unruhe, Nervosität, Gereiztheit, erhöhte Lärmempfindlichkeit, Kreislaufbeschwerden, Lidflattern, leichtes Muskelzittern, Durchblutungsstörungen, Kopf- und Nackenschmerzen, Muskelverspannungen, Krämpfe der Magen-Darm-Muskulatur, der Bewegungsmuskeln bei Anstrengung, Schlafstörungen und Depressionen. Wissenschaftliche Erkenntnisse lassen vermuten, daß die vermeintliche vegetative Dystonie in Wirklichkeit ein latenter Mineralstoffmangel ist. Hinzu kommen sicher noch andere Faktoren, wie Streß oder ungelöste Probleme. Eine enge Beziehung zwischen einer Mineralunterversorgung – besonders mit dem Antistreßmineral Magnesium – und den genannten Symptomen liegt aber auf der Hand.

Jedes Symptom ernst nehmen

Bin ich gefährdet?

Damit Sie genau wissen, ob und was Ihrem Organismus fehlt, muß erst einmal eine Bestandsaufnahme gemacht werden. Aufs Geratewohl Mineralstoff-Präparate einzunehmen oder sich exzessiv zu ernähren, kann eher schaden als nützen. Durch die einseitige Einnahme eines Mineralstoffes kann ein Mangel an ande-

Bestimmung eines Mineralstoffmangels

ren Mineralien verursacht werden. Deshalb ist zunächst eine genaue Analyse und die fachmännische Betreuung notwendig. Wer sich, weil es so gut für das Abwehrsystem ist, mit großen Zinkmengen versorgt, kann sich schnell in einen Kupfermangel hineinbringen. Kupfer aber spielt für das Abwehrsystem gleichfalls eine wichtige Rolle (→ Mineralstoffanalyse, Seite 14). In den meisten Fällen reicht eine abwechslungsreiche Ernährung, um verborgene Mineralmängel zu beheben und auch die Verdauung zu verbessern. Erwarten Sie aber keine Wunder. Veränderungen zeigen sich oft erst nach Monaten. So lange braucht der Körper, bis er jahrelang bestehende Nährstoffdefizite wieder ausgeglichen hat.

Wichtig ist das Gleichgewicht

Die Wahrscheinlichkeit einer Unterversorgung mit Mineralstoffen erhöht sich, wenn

- Sie sich einseitig ernähren (Süßigkeiten, Weißmehlprodukte, weißer Zucker, Konserven, Fast-Food- und Fertiggerichte, geräuchertes oder gepökeltes Fleisch und Wurst),
- Ihre Verdauung chronisch gestört ist,
- Sie häufig erkältet sind oder an Störungen des vegetativen Nervensystems leiden,
- Sie regelmäßig Kaffee, koffeinhaltige Getränke oder Alkohol trinken, rauchen oder Drogen nehmen.

Wie lebe ich?

Erkennen Sie in einigen dieser Punkte Ihre Gewohnheiten oder Beschwerden wieder? Wenn ja, sollten Sie einmal Ihren Mineralhaushalt überprüfen lassen und mit Ihrem Arzt/Heilpraktiker einen Ernährungsplan erarbeiten.

Wer hat einen speziellen Mineralstoffbedarf?

Säuglinge und Kinder, Frauen, ältere Menschen und Sportler haben immer einen veränderten Mineralstoffbedarf. Lesen Sie auf Seite 82, was dabei zu beachten ist.

Bestimmung eines Mineralstoffmangels

Einer der Gründe, warum wir unserer Mineralienversorgung immer noch wenig Aufmerksamkeit schenken, liegt sicher auch darin, daß bis vor kurzem ein Mineralstoffmangel schwer feststellbar war. Die herkömmlichen Blut- und Urintests geben keinen Aufschluß über die Mineralgehalte im Gewebe, erst die relativ neue

Bestimmung eines Mineralstoffmangels

Drei Tests sind notwendig

Haar-Mineralienanalyse ermöglicht es, einige, jedoch nicht alle Mineralstoffe und toxischen Spurenelemente zuverlässig auszutesten.
Die drei Analyse-Möglichkeiten aus dem Blut, dem Urin und den Haaren ergänzen sich gegenseitig, da jeder Test verschiedene Parameter mißt: Die Blutanalyse zeigt die aktuelle Situation des Mineralienspiegels außerhalb unserer Zellen an, die Urinanalyse gibt Aufschluß über die Ausscheidung von Mineralien und die Haaranalyse über die Mineralienanteile der Zellen.

Analyse des Blutes

Mineralienaufnahme

Erst zusammen mit anderen Tests ermöglicht diese Analyse genauere Aussagen. Das Blut reflektiert nur die aktuelle Konzentration der meisten Mineralstoffe, die abhängig ist von der Nahrungszufuhr der letzten Tage. Die Anreicherung im Gewebe kann im Blut nicht gemessen werden. Zuverlässig läßt sich aber der Eisengehalt im Blut bestimmen.

Uro-Mineral-Test

Mineralienausscheidung

Im Urin kann der Gehalt einiger Mineralstoffe wie Natrium, Kalium, Calcium und Magnesium genau bestimmt werden. Dabei wird erfaßt, welche Menge eines Mineralstoffes ausgeschieden wird. Die Ausscheidungsverhältnisse der Mineralstoffe zueinander geben Aufschluß über bestimmte Krankheiten.

Haar-Mineralienanalyse

Mineralstoffe werden in den Zellen der Haare gespeichert. Über die Analyse der Haare können ernährungs- und umweltbedingte Mangelzustände an essentiellen Mineralstoffen erfaßt und damit schon frühzeitig ein Mangel oder eine einseitige Überversorgung essentieller Mineralien entdeckt werden. Zusammensetzung und Struktur der Haare verändern sich nicht, die Mineralstoffe bleiben fixiert. Das gibt einen Überblick über den Mineralspiegel der letzten Monate. Auch toxische Belastungen mit Blei, Cadmium, Quecksilber, Nickel und Arsen können über die Untersuchung der Haarzellen frühzeitig aufgedeckt werden.

Wie sieht der Mineralienhaushalt aus?

Die Haar-Mineralienanalyse kann Anhaltspunkte geben, wo in der Nahrung oder der Resorption Schwachpunkte sind. Aufgrund dieser Werte ist eine gezielte Behandlung möglich. Ein großer Vorteil liegt in der Einfachheit dieser Methode; der Nachteil ist, daß Meßwerte durch Haarpflegemittel verfälscht werden können. Nur unbehandeltes Haar, dessen Struktur nicht durch Dauerwelle, Färbung oder Bleichung verändert wurde, kann eindeutig analysiert werden.

Sinn und Unsinn von Mineralstoff-Präparaten

Grundsätzlich gilt, daß eine dauernde Einnahme von Mineralstoff-Präparaten keinesfalls ein Ersatz für eine gesunde, alle Nährstoffe enthaltende Ernährung sein kann. Vielmehr sollten Sie diese Präparate wie Medikamente behandeln. Es gibt jedoch Zeiten, in denen Sie durchaus einmal zu Mineralstoff-Präparaten greifen dürfen, und zwar dann, wenn Sie einen erhöhten Mineralbedarf nicht allein über die Nahrung decken können oder wenn der Arzt bei Ihnen einen Mineralmangel festgestellt hat.

Ausgeprägten Mangel beheben

Eine medikamentöse Unterstützung des Mineralienhaushalts kann notwendig werden
- bei Krankheiten, die mit Mineralstoffmangel einhergehen, wie zum Beispiel Magen-Darm-Störungen,
- bei Fastenkuren,
- in Zeiten erhöhten Bedarfs wie der Schwangerschaft oder wenn ein Mangel durch einen Test nachgewiesen wurde,
- im Leistungssport,
- während Auslandsaufenthalten mit extrem veränderten Ernährungsgewohnheiten,
- bei Überlastung mit toxischen Spurenelementen,
- wenn Sie rauchen oder ständig großer Luftverschmutzung oder arbeitsbedingt Giften ausgesetzt sind.

Erhöhten Bedarf decken

Im letzten Fall sollte auf eine vermehrte Zufuhr antioxidativ wirksamer Nährstoffe – das sind die Vitamine C, E und die Mineralstoffe Zink und Selen – mit der Nahrung geachtet werden (→ Bücher, die weiterhelfen, Seite 92).

Mineralstoff-Präparate sollten nach den Mahlzeiten eingenommen werden. Bei Nebenwirkungen muß die Zusammensetzung kontrolliert und möglicherweise das Präparat abgesetzt werden. Denken Sie daran: Auch Nährstoffe in zu hoher Dosierung können

Wichtig!

In Absprache mit dem Arzt schaden! In jedem Fall aber gilt, daß Sie nicht einfach wahllos irgendwelche Präparate kaufen, sondern mit Ihrem Arzt einen Behandlungsplan entwickeln.
Durch falsche Präparate wie auch Überdosierungen könnten Sie sich mehr schaden als nützen (→ Wechselwirkungen, Seite 24):
- Nährstoffpräparate aus Drogerien sind meistens viel zu niedrig dosiert; die Ernährungsumstellung hilft da genauso.
- Phosphor und Natrium brauchen nur in Ausnahmefällen ersetzt zu werden, die Zufuhr mit der Nahrung ist ausreichend.
- Während der Schwangerschaft ist die ärztliche Kontrolle über zusätzliche Mineralstoff- und Vitaminzufuhr besonders wichtig!

Mineralien-Überschuß

Ein Überschuß an einem oder mehreren Mineralien kann nicht nur einen Mangel an anderen Mineralstoffen bedingen, sondern auch – bei dauernder hoher Zufuhr – zu Nebenwirkungen führen. Beispielsweise begünstigt ein Überschuß an Eisen Ablagerungen im Körper. Das ist allerdings in der Regel selten und nur bei hohen, unsachgemäßen Dosierungen zu befürchten. Ab wann ein Mineral toxisch, das heißt giftig wirkt, können Sie den einzelnen Mineralstoffbeschreibungen entnehmen (→ Seite 26 bis 73).

Wechselwirkungen beachten

Mineralstoffmangel – Symptom unserer Zeit

Mineralstoffe und Ernährung heute

Wir alle wissen, was uns unser modernes Leben abfordert: Weil vieles im Tagesablauf oft sehr schnell gehen muß, bleibt auch die natürliche und bewußte Ernährung – sinnvoll zusammengestellte Mahlzeiten, die man ohne Zeitdruck einnimmt – auf der Strecke. Denaturierte (raffiniert, homogenisiert) und damit auch mineralstoffarme Lebensmittel befinden sich auf dem Siegeszug, weil Fast-Food- und Fertiggerichte aus Zeitnot immer häufiger auf dem Speiseplan stehen. Wir essen zu viel, zu hastig und zu unregelmäßig, der natürliche Sättigungsreflex ist verkümmert. Unser Verdauungssystem leidet spürbar darunter, und Störungen werden durch Streß und Umweltgifte noch verstärkt.

Denaturiert = mineralstoffarm

Die Qualität unserer Nahrung

Dabei würde uns eine normale Mischkost aus Gemüse, Getreide, Salaten, Fleisch und Obst nicht nur besser bekommen – sie würde uns ausreichend mit Mineralstoffen versorgen. Leider verfügen heute jedoch nur noch wenige Lebensmittel über ihren natürlichen Mineralstoffreichtum.

Ausgelaugte Böden – ausgelaugte Nahrungsmittel

Zivilisationsschäden –

Die Qualität von Obst, Gemüse und Getreide ist immer so hoch, wie die Qualität des Bodens, auf dem sie angebaut werden. Durch einseitige Anbaumethoden, Hochleistungswirtschaft und Überdüngung sind heute viele unserer Böden ausgelaugt und entmineralisiert. Schwefelsaurer Regen vermindert außerdem bei den Pflanzen die Aufnahme einiger Spurenelemente wie Selen, weil diese Spurenelemente in saurem Milieu (übersäuerter Boden) nicht löslich sind. Zudem zählt die Bundesrepublik Deutschland zu den Gebieten, in denen Selen naturgemäß zu wenig vorhanden ist. Somit kann hier nicht davon ausgegangen werden, daß unser Vollkorngetreide, auf unseren Äckern und in unseren Gärten gewachsene Hülsenfrüchte und grüne Blattgemüse noch so mineralstoffreich sind, wie sie sein könnten.

– an der Grundlage unserer Ernährung

Eine Studie aus den Jahren 1988 und 1989 zur Bestimmung der drei wichtigen Spurenelemente Selen (→ Seite 64), Zink (→ Seite 68) und Molybdän (→ Seite 64) im Organismus des Menschen ergab bei 90 Prozent der untersuchten Personen einen

Mineralstoffe und Ernährung heute

Mangel an einem oder mehreren der genannten Elemente. Wie Ernährungsstudien zeigen, trifft ein Calcium-Mangel in der Ernährung auf jeden dritten Haushalt zu, bei jedem fünften ermittelten diese Studien einen zu geringen Anteil an Magnesium und Chrom in der Nahrung.

Zusammen mit den Ernährungsgewohnheiten vieler Menschen in den Industrieländern führt dies fast zwangsläufig zur Mineralverarmung. So verwundert es niemanden, daß die Nahrung der Naturvölker im Vergleich zur Nahrung der Industrienationen bis zu viermal mehr Mineralstoffe enthält.

Bedeutet Verfeinern Verbessern?

Der ungesunde Luxus

Beim Ausmahlen von Getreidekörnern werden die feinen Außenhäutchen des Korns entfernt. Ein Großteil der Mineralstoffe des Getreides wie Calcium (→ Seite 35) und Magnesium (→ Seite 40) befindet sich jedoch in diesen Außenhäutchen. Das durch den Ausmahlvorgang entstehende ballaststoff- und mineralstoffreiche »Abfallprodukt« Kleie bekommen Schweine als Kraftfutter. Der menschliche Feinschmecker begnügt sich dagegen mit dem weißen Mehl, also mit nahezu »leeren Kohlenhydraten«. Polierter Reis enthält nur noch 30 mg Magnesium pro 100 Gramm Reis, unpolierter Reis dagegen 130 mg!

Viel hilft viel?

Weg von der Natürlichkeit

Hinzu kommt, daß viele andere Nahrungsmittel wie Wurst, Käse, Fertiggerichte, Suppen, Saucen oder die überall verbreiteten Cola-Limonaden mit Phosphaten angereichert werden (→ Seite 46). Phosphor ist zwar ein essentieller Mineralstoff, von dem wir täglich rund 1000 Milligramm benötigen. Die tatsächliche Aufnahme beträgt allerdings in Deutschland im Durchschnitt 1500 Milligramm – wobei zu der einseitigen Mineralstoffüberlastung ein weiterer Negativpunkt kommt: Phosphor mindert die Calciumaufnahme.

Mineralienverarmung durch Monokultur

So wird deutlich, daß die Landwirtschaft mit falschen Düngemethoden und die Lebensmittelindustrie mit der Herstellung von »Auszugsnahrung« entscheidend an der Verschiebung und Zerstörung des natürlichen Mineralstoffkreislaufs beteiligt sind.

Streß und Umweltgifte

Streß und Umweltgifte

Unsere Lebensgewohnheiten in Beruf und Alltag tragen ebenfalls zu einer Festigung des Mineralstoffmangels bei. Denn Streß und Umweltgifte sorgen dafür, daß der Körper die Mineralienvorräte schneller verbraucht. Besonders Menschen in der Großstadt sind diesen Belastungen verstärkt unterworfen, sie sind häufig müde, abgespannt und nervös.

Erhöhter Mineralstoffbedarf

Streß reduziert darüber hinaus die Mineralstoffe Magnesium (→ Seite 40) und Chrom (→ Seite 51) im Körper. Chrom-Mangel ist sehr wahrscheinlich verantwortlich für die Entstehung von Arteriosklerose und Diabetes.

Gefahr durch giftige Schwermetalle

Durch die Umweltverschmutzung reichern sich immer mehr toxische (giftige) Schwermetalle wie Blei, Cadmium und Quecksilber in unserem Organismus an. Diese giftigen Schwermetalle führen in unserem Körper ebenso wie Rauchen, Alkohol und einseitige Ernährung zu vermehrter Bildung von sogenannten »Freien Radikalen«. Das sind chaotisch und unberechenbar reagierende Moleküle, die mitbeteiligt sind an der Entstehung zahlreicher »Zivilisationskrankheiten«.

Die natürliche Balance erhalten

Zusammenspiel aller Systeme

Unser Organismus ist ständig bestrebt, ein Gleichgewicht herzustellen beziehungsweise aufrechtzuerhalten, wozu höchst komplizierte Mechanismen notwendig sind. Jedes einzelne der Regulationssysteme des Organismus ist für sich allein schon höchst komplex und beeindruckend. Aber erst das feine Zusammenspiel aller Systeme ermöglicht das richtige Funktionieren des Körpers.

Wir wollen nun jene Komponenten des lebenserhaltenden Klimas genauer betrachten, für die die Mineralstoffe von Bedeutung sind, sowie die Prozesse, die zu einem Verlust von Mineralien führen, und was Sie dagegen tun können.

Mineralienverlust durch Verdauungsstörungen

Der normale Ablauf der Verdauung

Zum besseren Verständnis für die Wichtigkeit einer intakten Verdauung wollen wir einen Blick auf die Ernährungslehre werfen: Was auch immer Sie essen: Beim Verdauungsprozeß wird die Nahrung in ihre einzelnen Bestandteile zerlegt – sei dies ein Schweinebraten mit Knödeln oder ein Gemüseeintopf. Alle Nahrungsmittel setzen sich aus Fett, Eiweiß und Kohlenhydraten, jeweils in unterschiedlichen prozentualen Anteilen, zusammen. Drei verschiedene Enzymgruppen – eiweiß-, fett- und kohlenhydratspaltende – sind deshalb notwendig, um diese drei Grundnahrungsgruppen so aufzuschließen, daß sie zusammen mit den Vitaminen und Mineralstoffen vom Darm aufgenommen werden können. Nach der Auflösung in die einzelnen Bestandteile gelangen die Nahrungsbausteine über die Wände des Dünndarms in das Blut, sie werden *resorbiert*. Über den Blutkreislauf kommen die Nährstoffe nun zu den Zellen. Dabei liegt die Resorptivrate der Mineralstoffe zwischen 20 und 40 Prozent, während die von Proteinen und Vitaminen normalerweise 100 Prozent beträgt.

Die nicht verwerteten Nahrungsstoffe verbleiben als Schlacken im Darm. Im Dünndarm und vor allem im Dickdarm wird ihnen nun das Wasser entzogen, sie werden eingedickt, bis sie schließlich als Stuhl im Mastdarm landen.

Die beste Nahrung ist also wertlos, wenn sie nicht verdaut werden kann.

Mineralienverlust durch Verdauungsstörungen

Was den Darm krank macht
Der Gedanke, daß schätzungsweise 20 Millionen Bundesbürger an Störungen im Magen-Darm-Bereich (Verstopfung, Blähungen, Stuhlunregelmäßigkeiten und schlechte Verdauung) leiden, sollte nachdenklich stimmen. Kaum ein Organ wird so stiefmütterlich behandelt wie der Darm.

• Die Hauptursache für die Verdauungsschwierigkeiten liegt in einer falschen Ernährung. Jeder weiß es, doch nur wenige berücksichtigen es: Unser Essen ist meist zu fett, zu süß und zu eiweißreich. *(Falsche Ernährung)*

• Hinzu kommt, daß weltweit tonnenweise Abführmittel zum Abnehmen geschluckt werden. Antisäuremittel, Säureblocker und Antiblähmittel werden wahllos eingenommen. Gerade die Abführmittel sind ein großes Übel, denn sie lassen dem Körper nicht genügend Zeit, um die Mineralien zu resorbieren. Die Folge ist eine Unterversorgung mit den verschiedensten Mineralstoffen. *(Abführmittel)*

• Viele Medikamente, besonders Antibiotika und Sulfonamide, vernichten auch die für eine gute Verdauung notwendigen Bakterien. Diese erfüllen aber wichtige Aufgaben: Sie synthetisieren Vitamine, unterstützen die Verdauung und helfen dem Immunsystem bei der Abwehr krankmachender Keime. *(Zu viel Medikamente)*

• Durch falsche Nahrung entstehen giftige Zersetzungsprozesse im Darm. Dadurch ändert sich die Zusammensetzung der den Darm bewohnenden Bakterien, der Darmflora. Die Verdauung wird zusätzlich beeinträchtigt. *(Gestörte Darmflora)*

Eine schlechte Verdauung führt zu einer Verschlackung des Darms, die Nährstoffresorption wird eingeschränkt, und die Zusammensetzung der Darmbakterien verändert sich.

In einem verschlackten, verstopften Darm geht es zu wie in einer Stadt, in der die Müllabfuhr streikt. Die Abfälle stauen sich, Giftstoffe und Ungeziefer sammeln sich an, die Krankheitsanfälligkeit steigt. Bei chronischer Verstopfung bilden sich Fäulnis- und Gärgifte im Darm. *Nährstoffe, Vitamine und Mineralien können nicht mehr über den Darm in die Blutbahn gelangen*, die Gifte werden nicht ausgeschieden, belasten andere Organe, wie die Leber. Eine Schwächung des gesamten Organismus ist die Folge; das Immunsystem wird ebenfalls geschwächt, und Müdigkeit, Anfälligkeit für Infektionen, aber auch für Streß nehmen zu. Ob Sie an chronischem Durchfall oder an Verstopfung im Wechsel mit *(Verschlackung des Darms)*

Nahrungs-mittelallergie

Durchfall leiden – die Auswirkungen auf Ihre Gesundheit sind negativ. Auch Nahrungsmittelallergien – oft in versteckter Form – beeinträchtigen die Aufnahme aller wichtigen Nährstoffe und schwächen das Immunsystem.

Bei älteren Menschen produziert der Körper häufig nicht mehr genügend Verdauungssäfte, und die Aufnahmemechanismen im Darm funktionieren oft nicht mehr so gut; die Resorption läßt nach. Einer der Gründe für die Osteoporose: Unterversorgung mit Calcium (▸ auch Seite 38).

Verlangsamter Stoffwechsel

Sie sehen, wie wichtig eine gute Verdauung und eine gesunde, ausgewogene Ernährung sind. Sicher kommt es bei kleinen Verdauungsstörungen nicht gleich zu ernsten Mangelerscheinungen – unser Körper ist schließlich außerordentlich anpassungsfähig. Langfristig macht sich jedoch der Mangel essentieller Nährstoffe bemerkbar – oft erst durch schleichende, unspezifische Anzeichen wie Unwohlsein und Müdigkeit, später dann aber als Krankheiten. Sorgen Sie deshalb durch einen Arztbesuch rechtzeitig für Ihre Gesundheit!

Gehen Sie zum Arzt!

Was tun bei Verstopfung?
- Essen Sie ballaststoffreiche Vollwert- und Rohkost.
- Lassen Sie sich Zeit beim Essen.
- Kauen Sie gründlich.
- Trinken Sie vor dem Frühstück ein Glas Wasser und über den Tag verteilt reichlich Mineralwasser, Säfte und Kräutertees.
- Geben Sie einen Teelöffel Leinsamen oder Weizenkleie in Müsli, Buttermilch oder Kefir.
- Gehen Sie regelmäßig zur Toilette, nehmen Sie sich Zeit dafür.
- Ignorieren Sie nie den Stuhldrang.
- Bewegen Sie sich viel – das fördert die Verdauung.

Natürliche Hilfen

Mineralienverlust durch Wasserverlust

Der gesunde Mensch hat eine ausgeglichene Wasser- und Mineralbilanz. Die Aufnahme von Wasser über Getränke und Nahrung entspricht etwa der Ausscheidung über Niere, Darm, Haut und Lunge. Wer viel schwitzt, braucht dementsprechend mehr Wasser und auch mehr Mineralstoffe.

Mineralienverlust durch Wasserverlust

Schwitzen ist nicht nur gesund
Wasser ist für die Wärmeregulation unentbehrlich. Aus zwei Millionen Schweißdrüsen dunsten und schwitzen wir Wasser aus, um uns abzukühlen. Bei großer Hitze können daher große Wasserverluste über den Schweiß entstehen. Intensive körperliche Arbeit bei hohen Temperaturen kann zu einem durchschnittlichen Wasserverlust von 1 bis 1 1/2 Liter pro Stunde führen. Wenn nicht rechtzeitig die fehlende Flüssigkeit wenigstens zum Teil ersetzt wird, verdickt sich das Blut regelrecht. Der Flüssigkeitsentzug aus dem Blut erhöht sich besonders bei körperlicher Belastung, weil mehr Wasser in die Muskelzellen strömt.

Wasser = Lebenselixier

Mineralwasser im Körper?
Die Zellen unseres Körpers können nur in wässrigen Lösungen existieren, die auch Mineralstoffe enthalten. In einer Flüssigkeit ohne Mineralien würden sie absterben. In sämtlichen Körperflüssigkeiten sind daher Mineralstoffe gelöst.
Sie binden das Wasser und halten es dadurch in unserem Körper. Besonders die Mengenelemente Natrium, Kalium und Chlor verhindern durch die Bindung von Wasser ein Austrocknen des Körpers.

Was tun gegen Mineralienausschwemmung?

Flüssigkeitsverlust ausgleichen –

Wer also seine Leistungsfähigkeit erhalten will, muß bei schweißtreibenden Tätigkeiten wie harter körperlicher Arbeit oder sportlichen Aktivitäten seinen Flüssigkeitsverlust ausgleichen.
Vergessen Sie dabei nicht die in den Körperflüssigkeiten gelösten Mineralstoffe. Wir verlieren niemals Flüssigkeit als reines Wasser, es werden gleichzeitig auch Mineralstoffe mit ausgeschieden. Schweiß ist nicht nur eine schwache Salzlösung, wie man früher annahm, er enthält neben dem Kochsalz (Natriumchlorid) auch Kalium, Calcium, Magnesium und andere Mineralstoffe. Im Ausdauersport und bei harter körperlicher Arbeit kann auf Dauer die Leistungsfähigkeit nur erhalten bleiben, wenn neben der Flüssigkeit auch die ausgeschiedenen Mineralien gezielt ersetzt werden (→ Trinken ist lebenswichtig, Seite 77).

– mit mineralstoffreichen Getränken

Wechselwirkungen

Im menschlichen Organismus kann kein Vitamin oder Mineralstoff für sich allein wirksam sein; erst durch das enge Zusammenwirken können sie ihre Funktion voll erfüllen. Beispielsweise arbeitet Calcium mit Magnesium, Phosphor, Eisen und Mangan sowie mit den Vitaminen A, C, D, F zusammen. Mineralstoffe verhalten sich untereinander wie Kugeln auf einem Billardtisch: Stößt man eine Kugel an, geraten die anderen ebenfalls in Bewegung. Deshalb wird durch die erhöhte Zufuhr von einem Mineralstoff das Gesamtgefüge unter Umständen nachhaltig verändert. Mineralien in manchen Lebensmitteln werden erst durch eine Kombination mit anderen Nahrungsmitteln frei und können vom Organismus aufgenommen werden.

Wie Zahnräder im Uhrwerk –

Inzwischen sind viele Wechselwirkungen von Mineralien mit Nahrungsstoffen, Genußmitteln, Medikamenten und Mineralien untereinander bekannt – sicher längst nicht alle. Zuviel Zucker und Fett, Alginate, Phytin, Oxalate und Phosphate in der Nahrung verringern die Aufnahme der Mineralstoffe. Nikotin, Antibabypille und Kortison können einen niedrigen Zinkspiegel verursachen. Diuretika, das sind entwässernde Medikamente zur Steigerung der Harnproduktion, entziehen dem Körper Kalium und Magnesium. Das gilt auch für Kaffee und Tee, die den Körper entwässern.

– ist eines vom anderen abhängig

Gefahr durch Suchtgewohnheiten

Wichtig: Wer täglich seinen alkoholischen Schlummertrunk nimmt, entzieht seinem Körper Magnesium, Zink, Kalium und Chrom. Übrigens: Wußten Sie, daß sich Ihr Vitamin C-Bedarf verdoppelt, wenn Sie Aspirin einnehmen, und daß er sich bei Rauchern um ein Vielfaches erhöht?

Zugegeben, es ist schon für einen Fachmann schwer, sich einen Überblick über die Wechselwirkungen zu schaffen, wie kompliziert ist das erst für einen Laien. Wer aber einige grundsätzliche Hinweise beachtet, Medikamente wirklich nur nimmt, wenn sie notwendig sind, für eine gute Verdauung sorgt und auf eine ausgewogene Ernährung achtet, hat schon viel für seine Gesundheit getan (→ Richtige Ernährung – gewußt wie, Seite 75).

Wechselwirkungen

Säuren- und Basen-Gehalt beachten!
Die Flüssigkeiten unseres Körpers haben einen bestimmten pH-Wert (Maßzahl von 0 bis 14 für den Gehalt einer Lösung an Wasserstoffionen), der unbedingt konstant gehalten werden muß; bei einem neutralen, also ausgewogenen Säure-Basen-Verhältnis liegt dieser Wert bei 7. Ein pH-Wert unter 7 zeigt eine Übersäuerung (Azidose) an; bei einem pH-Wert über 7 ist das Milieu basisch (Alkalose).

Die Aktivität unserer Enzyme und der Zustand der Eiweiße ist von diesem Wert abhängig. Die richtige Menge an basischen Reserven ist besonders wichtig, weil unsere Nahrung meistens zu viel Säure enthält, folglich das Gewebe leicht übersäuert wird und so die Entstehung chronischer Krankheiten wie Gicht oder Rheuma begünstigt.

Diabetes und Nierenkrankheiten können zu schweren Übersäuerungen führen. Erbrechen (Verlust der sauren Salzsäure) und als Folge davon starker Kaliumverlust führen umgekehrt zu einem starken Basenüberschuß, einer Alkalose. Die meisten Lebensmittel sind entweder säurenüberschüssig oder basenüberschüssig.

Den pH-Wert konstant halten

Säurenüberschüssige Nahrungsmittel:
Fleisch, Fisch und Geflügel, Wurst, Käse, Eier, Erdnüsse, Cola und Softdrinks, Zucker, Weißmehlprodukte und Alkohol.

Basenüberschüssige Nahrungsmittel:
Obst, Obstsäfte, Gemüse, Gemüsesäfte, Kartoffeln, Kräuter, Rosinen, Joghurt, Sojabohnen und weiße Bohnen, basische Mineralwässer.

Ernähren Sie sich ausgewogen!

Ein ziemlich ausgeglichenes Säure-Basenverhältnis haben Nüsse, Müsli, frische Erbsen, Weizenkeime, Sauerkraut, grüne Bohnen und Vollkornprodukte.

Achten Sie auf eine ausgewogene Zusammensetzung Ihrer Ernährung.

Mengenelemente oder Makromineralien

Natrium – auf die Dosierung kommt es an

Kochsalz
Meersalz
Steinsalz

Das weiche, schneidbare Leichtmetall-Element (Alkalimetall) kommt in der Natur nur in Verbindung mit anderen Stoffen vor. Die physiologisch wichtigste Natriumverbindung ist das Natriumchlorid, unser Kochsalz. Im Meerwasser ist Natriumchlorid zu rund 2,7 Prozent enthalten. Zur Salzgewinnung wird Meerwasser in Becken geleitet, in denen das Wasser verdunstet und das Salz zurückbleibt. Als Steinsalz wird es in Bergwerken abgebaut, wobei es in großen Blöcken gehauen oder mit Wasser aufgelöst wird. Früher war Salz eine begehrte und teure Handelsware. Kriege wurden um »das weiße Gold« geführt, und römische Legionäre erhielten ihren Sold zum Teil in Salzportionen. Nur reiche Leute konnten sich Salz leisten. Heute ist dies anders: Salz kostet nur ein paar Pfennige, und in dem Maß, wie der Preis für Salz sank, stieg der Verbrauch.

Der lebensnotwendige Salzanteil Natrium ist in einer Menge von 100 Gramm im Körper vorhanden und hat im Organismus wichtige Aufgaben zu erfüllen: In Verbindung mit Chlor hilft Natrium das Milieu zu schaffen, in dem Leben überhaupt möglich ist – es regelt den Wasserhaushalt und die Druckverhältnisse der Körperflüssigkeiten und ist verantwortlich für das Säuren-Basen-Gleichgewicht. Steigt der Säurespiegel im Körper, scheidet die Niere Chlor aus; vermehren sich die basischen Stoffe, wird Natrium ausgeschieden. Die dazu notwendigen Steuerungshormone werden von den Nebennieren produziert. Natrium ist auch ein wichtiger Faktor bei der Informationsübertragung der Nerven und Muskeln.

Reguliert Wasserhaushalt und Körperdruck

Der Natrium-(Salz-)Bedarf

Der empfohlene Mindestbedarf beträgt 0,1 bis 3 Gramm pro Tag und ist von Alter und abgesonderter Schweißmenge abhängig. So benötigen

Säuglinge	0 bis 12 Monate	0,1 bis 0,3 Gramm
Kinder und Jugendliche	1 bis 18 Jahre	1 bis 2 Gramm
Erwachsene, Schwangere, Stillende		2 bis 3 Gramm

Natrium – auf die Dosierung kommt es an

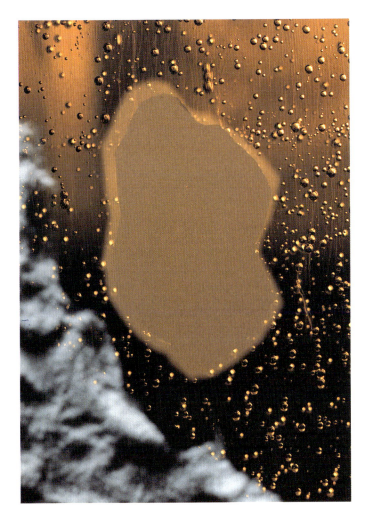

Natrium ist als interzellulär wirkender Mineralstoff wichtiges Gegengewicht zu Kalium. Seine Hauptaufgaben im menschlichen Körper sind die Regulierung des Wasserhaushalts und der Druckverhältnisse der Körperflüssigkeiten sowie die Erhaltung des Säure-Basen-Gleichgewichts.

Natrium – auf die Dosierung kommt es an

Meersalz ist Jodlieferant

Der empfohlene Salzbedarf wird ohne weiteres mit der täglichen Nahrung gedeckt, meist sogar überschritten.
Meersalz ist dem Kochsalz unbedingt vorzuziehen, weil es zahlreiche Mineralstoffe enthält, unter anderen das lebenswichtige Jod. Kochsalz dagegen ist chemisch so »gereinigt«, daß Natrium und Chlor als einzige Inhaltsstoffe übrigbleiben. Ein guter Koch aber kann viele Speisen allein mit Kräutern wie Salbei, Majoran, Thymian, Koriander würzen und auf Salz völlig verzichten.
Eine streng kochsalzarme Diät ist bei Bluthochdruck angezeigt, zur Unterstützung der blutdrucksenkenden Therapie, und bei gestörter Nierenfunktion (Nierenentzündung).
Bei einem gesunden Menschen mit intakter Nierenfunktion werden täglich zwischen 10 und 15 Gramm Kochsalz wieder ausgeschieden. Ist die Nierenfunktion aber gestört, so wird bei überhöhter Salzzufuhr Wasser im Gewebe gebunden, es kommt zu Ödemen (Wasserstau). Darüber hinaus wird durch zuviel Natrium dem Körper Kalium entzogen. Neuen Forschungen zufolge ist ein Gleichgewicht zwischen den beiden Mineralstoffen zur Vermeidung des Bluthochdrucks und seiner Folgeerkrankungen von entscheidender Bedeutung (› Kalium, Seite 30).

Im Gleichgewicht mit Kalium

Nahrungsmittel	Salzgehalt in Milligramm pro 100 g Nahrungsmittel
Hering, gesalzen	5930
Schinken, geräuchert	2530
Oliven	2000 bis 3000
Salzstangen	1800
Kasseler	985
Corned Beef	950
Schinken, gekocht	870
Wurst	700 bis 1200
Käse	650 bis 1300
Ölsardine	510
Aal, geräuchert	500
Mayonnaise	481
Kartoffelchips	450
Sauerkraut	355

Natrium – auf die Dosierung kommt es an

Nahrungsmittel	Salzgehalt in Milligramm pro 100 g Nahrungsmittel
Brot	350 bis 650
Kondensmilch (10 Prozent)	128
Hering, ungesalzen	117
Eiscreme	110
Schokolade	87 bis 157

Natrium-Mangel

Da wir normalerweise reichlich mit Natrium versorgt sind, tritt ein Mangel selten auf, beispielsweise bei einer massiven Entwässerung des Körpers. Dazu kann es in Verbindung mit kochsalzarmer Ernährung durch extremes Schwitzen, starkes, ständiges Erbrechen oder Durchfall und bei einer Behandlung mit entwässernden Medikamenten kommen. In diesen Fällen fällt der Blutdruck ab, Schwäche und Teilnahmslosigkeit treten ein, weder Durst noch Appetit werden empfunden. Das Herz schlägt immer schneller, bis es zu Muskelkrämpfen und Bewußtlosigkeit kommt.

Kochsalzarme Ernährung

Entwässerung des Körpers

Auch hochsommerliche Temperaturen und das damit verbundene Schwitzen führen leicht einmal zu Übelkeit, Kopfschmerzen und Muskelkrämpfen. Denn mit dem Schweiß geben wir ja auch Salz ab. Wer extrem schwitzt, kann bis zu 5 Gramm Salz in der Stunde verlieren. Ein gesunder Organismus signalisiert rechtzeitig den erhöhten Bedarf. Gut gewürzte Suppen, die in einem solchen Fall auch kräftig gesalzen sein dürfen, oder eine Tasse Tee mit Zitrone und einer Prise Salz gleichen den Salzverlust aus.

Starkes Schwitzen

Menschen, die nach einer streng kochsalzarmen Diät leben, müssen besonders auf den Salzverlust durch Schwitzen achten. Für sie empfiehlt es sich, vor einem Urlaub in südlichen Ländern oder vor der Ausübung schweißtreibender Tätigkeiten mit dem Arzt zu besprechen, ob und wie die Diät diesen Umständen angepaßt werden muß.

Bei Diät: den Arzt fragen!

Natrium-Überschuß

Ein Überschuß an Natrium ist bei uns durch den großen Salzverbrauch viel häufiger als ein Mangel. Daran ist aber nicht allein das sorglose Salzen beim Kochen oder Essen schuld. Der geringste Anteil des Kochsalzes, das wir zu uns nehmen, ist sichtbar. Salz ist ein häufig benutzter Konservierungsstoff für Wurst und Käse sowie für die verschiedensten Konserven, von Fisch und Fleisch bis zu Gemüse. Wir nehmen Salz mit Brot und süßen Backwaren zu uns, mit Cornflakes, Fertiggerichten, Saucen, ja sogar mit der Schokolade. Schon 50 bis 100 Gramm Schinken – je nach Salzgehalt – reichen aus, um den kompletten Tagesbedarf eines Erwachsenen zu decken (→ Tabelle, Seite 28). Wer sich einseitig mit Wurst, Käse und Fertiggerichten ernährt, kann davon ausgehen, daß er Salz im Übermaß aufnimmt, auch wenn er darüber hinaus kein Salz verwendet. Eine Tageszufuhr von 15 Gramm Salz ist dann nicht selten. Unmittelbare Schäden sind dadurch nicht zu befürchten, solange unsere Nieren gesund sind – wohl aber steigt das Risiko, an Bluthochdruck zu erkranken.

Als Konservierungsstoff in vielen Nahrungsmitteln

Risiko: Bluthochdruck

Kalium – Gegenspieler des Natrium

Kalium ist ebenfalls ein zu den Alkalimetallen gehörendes, in Pflanzen und vielen Mineralien vorkommendes Leichtmetall. Mengenmäßig steht es an dritter Stelle der im Körper vorhandenen Mineralien – nach Calcium und Phosphor. Der menschliche Körper enthält eine Kaliummenge von rund 140 Gramm. Dieser Wert kann je nach Muskelmasse stark schwanken. Rund 98 Prozent des Mengenelementes befinden sich innerhalb der Körperzellen, im Gegensatz zu Natrium, das sich vorwiegend außerhalb der Zellen befindet. Diese unterschiedliche Verteilung der beiden Mineralstoffe schafft erst die Möglichkeit für eine Reizweiterleitung unserer Nerven zu den Muskeln. Kalium sorgt für einen regelmäßigen Herzschlag und eine normale Kontraktion aller übrigen Muskeln. Zudem ist Kalium beteiligt an der Steuerung des Wasserhaushalts, des Nahrungsmittelaustauschs zwischen den Zellen und an der Aktivierung einer Reihe von Enzymen.

Industriell wird Kalium beispielsweise in Düngemitteln (Kaliumnitrat) und Ätzmitteln (Kalilauge) verwendet.

Wirkt innerhalb der Zellen

Kalium – Gegenspieler des Natrium

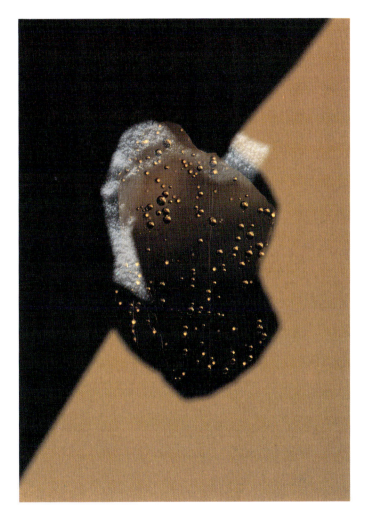

Kalium ermöglicht zusammen mit Natrium die Reizweiterleitung zu den Muskeln. Kalium befindet sich jedoch im Gegensatz zu Natrium innerhalb der Körperzellen, ist aber ebenso an der Regulierung des Wasserhaushalts beteiligt. Außerdem sorgt es für einen gleichmäßigen Herzrhythmus und die richtige Muskelarbeit.

Kalium – Gegenspieler des Natrium

Der Kalium-Bedarf
Die Deutsche Gesellschaft für Ernährung (DGE) gibt folgende Empfehlungen für den Tagesbedarf:

Säuglinge	0 bis 12 Monate	300 bis 1000 mg
Kinder und Jugendliche	1 bis 18 Jahre	1000 bis 2000 mg
Erwachsene, Schwangere und Stillende		2000 bis 3000 mg

Ausreichende Versorgung – durch natürliche Nahrungsmittel

Alle naturbelassenen Nahrungsmittel, besonders Gemüse, Obst und Nüsse, enthalten Kalium (→ Tabelle, Seite 33). Wer sich mit einer naturbelassenen Mischkost ernährt, braucht einen Mangel also nicht zu befürchten.

Kalium-Mangel
Kalium hat eine starke Wechselbeziehung zu Natrium, das heißt, daß eine sehr hohe Natriumzufuhr die Aufnahme von Kalium unterdrückt. Häufig führt erst das Zusammenwirken mehrerer Faktoren, zum Beispiel einseitige Ernährung zusammen mit Abführmitteln, zu einem Kalium-Mangel.

Gründe für eine Unterversorgung mit Kalium auf einen Blick:

Einseitige Ernährung
- Einseitige Ernährung bei Diäten, Hungerkuren; verfeinerte Nahrung (Weißmehl, Zucker, Konserven) mit hoher Natriumzufuhr.

Abführmittel
- Unsachgemäßer, häufiger Gebrauch von Abführmitteln und Diuretika (harntreibende Mittel).
- Langandauernde Durchfälle oder häufiges Erbrechen.
- Nebennierenstörungen: Bei Streß beispielsweise bildet die Nebennierenrinde vermehrt Hormone, deren Wirkung auf die Nieren zu einer verstärkten Kaliumausscheidung mit dem Harn führt.

Gestörte Nierenfunktion
- Nierenschwäche: Normalerweise werden der Kaliumgehalt der Körperflüssigkeit und die Kaliumausscheidung mit dem Urin von der Niere kontrolliert. Bei einigen Nierenerkrankungen wird zuviel Kalium ausgeschieden.
- Magnesiummangel in den Zellen kann einen Kalium-Mangel nach sich ziehen, da sich dieses Mineral ebenfalls innerhalb der Zellen befindet.

Kalium – Gegenspieler des Natrium

Kalium steuert gemeinsam mit Natrium die Körperelektrizität. Deshalb äußern sich viele Beschwerden, die durch einen Kaliummangel hervorgerufen werden, in einer Schwäche der gesamten Körpermuskulatur, in schweren Fällen bis zu Lähmungserscheinungen. Müdigkeit und Erschöpfung, Kopfschmerzen, Kreislaufschwäche und niedriger Blutdruck, erhöhte Cholesterinwerte, Nierenschwäche und Ödeme (Wasseransammlungen im Gewebe) sind weitere mögliche Beschwerden.

Schwächung der Körpermuskulatur

Oft wird ein Kaliumdefizit erst durch den plötzlichen Leistungsabfall, durch Erschöpfung, Beinkrämpfe, Kopfschmerzen und Schwindel bemerkt. Einem solchen Kalium-Mangel kann durch kaliumreiche Zusatznahrung gut vorgebeugt werden. Getrocknetes und frisches Obst, Nüsse, Kartoffeln und Kartoffelgerichte sind solche Nahrungsmittel (→ Tabelle unten).
Auch Mineralpräparate in Tablettenform, die man in Wasser auflöst, und elektrolytehaltige Getränke, wie sie im Handel angeboten werden, gewährleisten eine ausreichende Kaliumversorgung bei starker körperlicher Beanspruchung. Spezielle Tips und Rezepte finden Sie auf den Seiten 85 bis 90.

Hilfe über die Ernährung

Kalium-Überschuß

Solange unsere Nieren intakt sind, ist eine Überversorgung mit Kalium nicht zu befürchten. Gesunde Nieren scheiden einen Kalium-Überschuß innerhalb eines Tages mit dem Harn aus. Eine Überversorgung kann bei ernsten Erkrankungen der Niere, der Nebennieren und der Schilddrüse sowie bei einem ausgeprägten Diabetes auftreten.

Wichtig: gesunde Nieren

Kaliumreiche Nahrungsmittel

Wie die folgende Übersicht zeigt, haben Hülsenfrüchte, Petersilie, Kartoffeln, Trockenobst, Gemüse, Nüsse, Obst, Zuchtpilze und Kakao einen besonders hohen Kaliumgehalt.

Nahrungsmittel	Kaliumgehalt in Milligramm pro 100 g Nahrungsmittel
Sojabohnen	1740
Kakaopulver	1500

Nahrungsmittel	Kaliumgehalt in Milligramm pro 100 g Nahrungsmittel
Bierhefe	1500
Bananen, getrocknet	1477
Weiße Bohnen	1310
Aprikosen, getrocknet	1175
Petersilie	1000
Weizenkeime	837
Avocado	503
Nüsse	450 bis 740
Kartoffeln	400 bis 500
Bananen, frisch	382
Haferflocken	360
Karotten	341
Seefische	282 bis 446
Aprikosen, frisch	280
Süßwasserfische	250 bis 450
Fleisch	250 bis 350
Gemüse	200 bis 500
Buttermilch	147
Obst	130 bis 300

Chlor – Bestandteil des Magensaftes

Chlor ist ein den Halogenen (Salzbildner) zugehörendes schweres, gelbgrünes, erstickend riechendes Gas. In der Natur kommt es als Salz der Erdalkali- und Alkalimetalle (Natrium, Kalium) vor. Unser Körper enthält rund 80 Gramm Chlor. Der größte Teil davon ist an Natrium gebunden und damit auch an der Regulierung des Wasserhaushalts im Organismus beteiligt, es hilft, den Säure-Basen-Haushalt zu regeln, und ist ein Bestandteil der Magensäure, die bei der Nahrungsverwertung eine wichtige Rolle spielt.

Partner von Natrium

Wir nehmen Chlor in Form von Kochsalz und allen kochsalzhaltigen Nahrungsmitteln zu uns. Wegen des hohen Verbrauchs an Kochsalz ist ein Chlor-Mangel selten. Auslöser dafür können Erkrankungen der Verdauungsorgane mit Erbrechen und Durchfall

Mangel tritt selten auf

sein, die den Körper stark entwässern und dabei auch Chlor mit ausschwemmen. Ein Chloridverlust von über 45 Gramm führt in einen lebensbedrohenden Zustand. Zur Abwendung dieser Gefahr sollten bei langanhaltendem Durchfall oder Erbrechen, aber auch bei Überbeanspruchung des Körpers verbunden mit starkem Schwitzen rechtzeitig mineralstoffhaltige Getränke verabreicht werden, wie sie der Fachhandel (Apotheke und Drogerie) anbietet. Ihr Arzt berät Sie dabei.

Lebensgefahr bei starkem Chloridverlust

Calcium – stärkt Zähne und Knochen

In der Natur findet sich das silberweiße, sehr weiche alkalische Metall als Bestandteil von Gips, Kreide, Kalkstein und Marmor. In Form seiner zahlreichen Verbindungen ist Calcium unentbehrlicher Bestandteil aller Lebewesen.

Der größte Mineralienanteil im Körper

Mit 1 bis 1,5 Kilogramm bildet Calcium gegenüber allen anderen Mineralstoffen den größten Anteil im menschlichen Körper. Zu 99 Prozent befindet sich dieses Mineral, gebunden an Phosphor, in Knochen und Zähnen, macht sie stark und fest. Das verbleibende 1 Prozent Calcium ist ein wichtiger Faktor bei zahlreichen Prozessen wie Stoffwechsel und der Mineralisation der Knochen, Erhaltung des Gleichgewichts im Wasser- und Elektrolytehaushalt, dem Zusammenziehen der Muskeln und den Reaktionen und Funktionen von Nerven und Enzymen sowie der Blutgerinnung.

Das essentielle Vitamin D (Calziferol) hilft, den Calciumhaushalt im Gleichgewicht zu halten. Vitamin D wird dem Körper nur zu einem Teil mit der Nahrung (Fleisch, Käse, Fett und Öle, Zuchtpilze, Lebertran) zugeführt. Eine weit wichtigere Vitamin-D-Quelle ist das UV-Licht, das die Provitamine (noch unwirksame Vorstufen des Vitamins) zu Vitamin D aufbaut. Zehn Minuten Sonneneinstrahlung auf Gesicht und Arme deckt meist den Tagesbedarf. Calcium wirkt antiallergisch und wird wegen seiner Wirkung auf Nerven und Muskeln auch als natürliches Mittel gegen Schlafstörungen und als Beruhigungsmittel eingesetzt.

Vitamin D – der starke Partner

Der Calcium-Bedarf

Es gibt noch keine einheitlichen Werte für den Mindestbedarf an Calcium, jedoch einige Empfehlungen für eine tägliche Zufuhr:

Calcium – stärkt Zähne und Knochen

Säuglinge	0 bis 6 Monate	360 mg
	6 bis 12 Monate	540 mg
Kinder	1 bis 3 Jahre	600 mg
	4 bis 6 Jahre	700 mg
	7 bis 9 Jahre	800 mg
	10 bis 14 Jahre	1000 mg
Jugendliche	15 bis 18 Jahre (männlich)	800 mg
	15 bis 18 Jahre (weiblich)	1000 mg
Erwachsene,		800 mg
Schwangere,		
Stillende und		
Frauen über 50		1200 mg

Erhöhter Bedarf bei Schwangeren

Während der Schwangerschaft – besonders in den letzten Monaten – geben werdende Mütter 30 bis 40 Gramm Calcium pro Tag an ihr Kind ab. Ebenso wie stillende Mütter, Kinder und Jugendliche müssen sie besonders sorgfältig auf die richtige Menge Calcium in der Nahrung achten.

Auch ältere Menschen brauchen mehr Calcium, weil mit zunehmendem Alter die Fähigkeit, Calcium in ausreichender Menge aufzunehmen, nachläßt.

Zusammenspiel mit Magnesium

Eine wichtige Rolle für den Calciumspiegel spielt Magnesium. Eine normale Magnesiumzufuhr unterstützt die Calciumaufnahme. Zuviel Magnesium ist nicht von Nutzen: Es bewirkt eine verringerte Calciumaufnahme. Ein Mangel liegt deshalb meist bei beiden Mineralstoffen gleichzeitig vor.

Verschiedene Nahrungsstoffe beeinflussen ebenfalls die Calciumresorption: Hemmend wirkt Oxalsäure, die in großen Mengen zum Beispiel in Spinat, Rharbarber und Kakao enthalten ist, sowie Phytinsäure aus dem Kleiebestandteil in Getreidekörnern. Milchzucker (Lactose) hingegen verbessert die Calciumaufnahme.

In richtig dosierter Menge fördern Proteine, die Vitamine A, D, C sowie Magnesium die Calciumaufnahme. Achten Sie auf die Wechselwirkung: 100 Gramm Spinat können das Calcium aus 200 Gramm Milch wertlos machen.

Achten Sie auf das Gleichgewicht

Wenn Sie durch Tabletten zuviel Calcium aufnehmen, reduzieren Sie damit automatisch die Aufnahme anderer Mineralstoffe wie Magnesium, Phosphor, Zink und Mangan.

Calcium – stärkt Zähne und Knochen

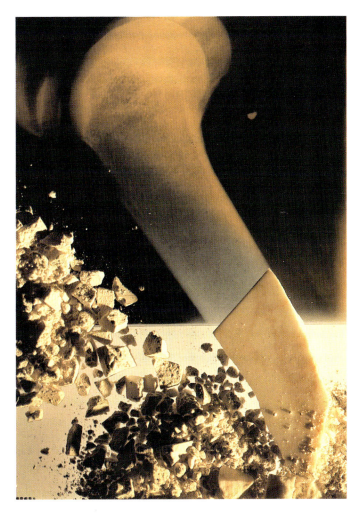

Als Baustein aller Lebewesen ist Calcium ein unentbehrlicher Mineralstoff. Beim Menschen steht Calcium mit seinem Gehalt im Körper von bis zu 1,5 Kilogramm mengenmäßig an erster Stelle. Die Mineralisation von Knochen und Zähnen, Muskel- und Nervenfunktionen sowie die Blutgerinnung wären ohne Calcium gestört.

Calcium – stärkt Zähne und Knochen

Fragen Sie Ihren Arzt!

<u>Wichtig:</u> Patienten, die mit Digitalispräparaten zur Herzstärkung behandelt werden, dürfen keinesfalls eigenmächtig zusätzlich Calcium-Präparate einnehmen. Diese beiden Stoffe, gleichzeitig in hohen Dosen verabreicht, verursachen Vergiftungserscheinungen. Hier muß der Arzt die Dosierung bestimmen.

Der Calcium-Mangel

Der Calciumspiegel im Blut wird von den Hormonen der Nebenschilddrüsen (Parathormon) und der Schilddrüse (Thyroxin) konstant gehalten. Nehmen wir mit der Nahrung zuwenig Calcium zu uns, wird Calcium von dem Parathormon aus den Knochen mobilisiert, um den Blutspiegel auszugleichen. In den Knochen wird Calcium gespeichert; ein kurzfristiger Mangel kann leicht behoben werden. Nur wenn über längere Zeit hinweg zuwenig Calcium aufgenommen wird, so daß Calcium vermehrt aus den Knochen abgebaut werden muß, kommt es zu Knochenschwund; die Knochen verlieren an Stabilität, sie schmerzen und brechen leicht. Man nennt diese bei älteren Menschen häufige Krankheit **Osteoporose**. Eine weitere Erkrankung durch Calcium-Unterversorgung ist die Osteomalazie, die Knochenerweichung bei Erwachsenen. Die Verlagerung des Calciums aus den Knochen in die Gewebe begünstigt die gefürchtete Arteriosklerose.

Ist die Schilddrüse in Ordnung?

Ein Calcium-Mangel kann auch durch verschiedene Krankheiten verursacht werden: durch chronischen Durchfall und andere verdauungsbedingte Aufnahmestörungen, Krankheiten der Nieren und Nebennieren. Eine Unterversorgung mit Calcium führt außer zu den bereits erwähnten ernsten Knochenkrankheiten zu schlechten Zähnen, brüchigen Fingernägeln, Gelenk- und Knochenschmerzen.

Mangelschäden

Eiweißreiche Ernährung, raffinierte Fette und Zucker mindern die Calcium-Aufnahme ebenso wie starker Alkoholkonsum und denaturierte Lebensmittel. Ein Abfall des Calciumspiegels im Blut wirkt sich auf das gesamte Nervensystem aus: Schmerzhafte Muskelkrämpfe, zum Beispiel der Waden, zu hoher Blutdruck, Herzklopfen, Nervosität, Angstzustände und Schlaflosigkeit sind die Folge. Außerdem werden die giftigen Schwermetalle Blei und Cadmium vermehrt aufgenommen.

Calcium – stärkt Zähne und Knochen

Calcium-Überschuß

Calcium-Vergiftungen (Hypercalcämie) sind selten, weil bei einer Überlastung des Körpers mit Calcium die Ausscheidung über die Nieren und auch über den Schweiß verstärkt ist. Wer sich extrem phosphorreich ernährt, also große Mengen eiweißreicher Nahrung und phosphorhaltiger Getränke zu sich nimmt, unterdrückt dadurch die Calcium-Aufnahme und kann auf diese Weise eine ernährungsbedingte Hypercalcämie provozieren. Die Nebenschilddrüsen und die Schilddrüse reagieren mit Überfunktion, da sie versuchen, den Mangel an Blutcalcium über eine vermehrte Hormonproduktion und Calcium-Mobilisierung aus den Knochen auszugleichen.

Hypercalcämie ist selten

Durch zu hohe Calciumkonzentrationen ausgelöste Beschwerden sind Apathie, Depression, Übelkeit, Appetitlosigkeit, Verstopfung, Gewichtsverlust und schließlich eine Verkalkung der Nieren.

Beschwerden

Calciumreiche Nahrungsmittel

Zu den calciumreichen Nahrungsmitteln gehören Meerestiere wie Krebse, Krabben, Muscheln, Hülsenfrüchte, Nüsse, grüne Gemüse, Eigelb und Milchprodukte.

Nahrungsmittel	Calciumgehalt in Milligramm pro 100 g Nahrungsmittel
Sesamsamen	1500
Emmentaler Käse	1180
Edamer Käse	678
Camembert	276 bis 382
Sojabohnen	257
Hagebutten	257
Petersilie	245
Grünkohl	230
Nüsse	225 bis 234
Brunnenkresse	180
Schnittlauch	167
Feigen, getrocknet	160
Milch	120
Joghurt	120

Magnesium – Antistreßmittel

Nahrungsmittel	Calciumgehalt in Milligramm pro 100 g Nahrungsmittel
Broccoli	113
Buttermilch	110
Weiße Bohnen	106
Spinat	93
Sellerie	80
Quark	76
Aprikosen, getrocknet	75
Molke	68
Vollkornbrot	50 bis 100

Magnesium – Antistreßmittel

Rohstoff für die Industrie

Magnesium gehört zu den bisher am besten erforschten Mineralstoffen. Das in Reinform silberweiße, weiche Leichtmetall aus der Gruppe der Erdalkalimetalle ist ein begehrter Rohstoff, der in der Industrie für Metallegierungen verwendet wird.

Wenig bekannt ist, daß die Salze der Meere zu 15 Prozent aus Magnesiumsalzen bestehen. Dieser Anteil ist höher als der Kochsalzgehalt. Ohne Magnesium gäbe es kein pflanzliches Leben. Das Mineral ist als Bestandteil des Blattfarbstoffes Chlorophyll in allen grünen Pflanzenteilen vorhanden.

Bestandteil von Chlorophyll

Im menschlichen Körper –

Wir wissen heute, daß Magnesium nach dem Kalium der zweitwichtigste intrazelluläre (in den Zellen befindliche) Mineralstoff ist. Der menschliche Körper enthält rund 30 Gramm Magnesium, wovon mehr als die Hälfte sich in den Knochen und Zähnen finden. Bis heute sind etwa 320 Enzyme bekannt, die erst in Verbindung mit Magnesium ihre Wirkung voll entfalten können. Magnesium ist wichtig für die Eiweißsynthese und für den Kohlenhydratstoffwechsel, es hilft bei der Regulierung der Durchlässigkeit der feinen Poren unserer Zellwände, wirkt auf den Elektrolytehaushalt, hemmt die Blutgerinnung. Darüber hinaus verbessert Magnesium die Sauerstoffausnutzung in der Muskulatur und ist daher unerläßlich für ein reibungsloses Funktionieren unserer Muskeln.

– in den Zellen enthalten

Magnesium – Antistreßmittel

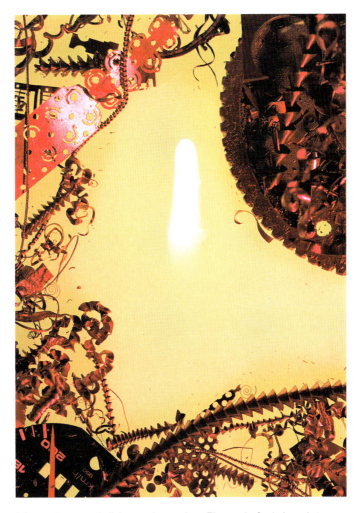

Magnesium ermöglicht – neben seiner Eigenschaft als begehrter Rohstoff in der Metallindustrie – nicht nur das Gedeihen und Funktionieren der Pflanzenwelt, sondern schützt auch unsere Körperzellen vor Streß und Überlastung. Als regelrechtes Antistreßmineral ist es bei allen körperlichen und geistigen Anstrengungen unerläßlich.

Magnesium – Antistreßmittel

Der Magnesium-Bedarf

Nur etwa 35 Prozent des mit der Nahrung aufgenommenen Magnesiums werden vom Körper auch wirklich verwertet.

Die Deutsche Gesellschaft für Ernährung empfiehlt eine tägliche Magnesiumaufnahme von 350 mg für Männer, für Frauen 300 mg; stillende Mütter haben einen Bedarf von 375 mg. Säuglinge benötigen im ersten Lebensjahr 40 bis 60 mg, der Bedarf bei Kindern vom ersten bis zum 15. Lebensjahr steigert sich von 80 mg bis 310 mg. (Genaue Angaben finden Sie in der *Großen GU Nährwert-Tabelle*, → Bücher, die weiterhelfen, Seite 92.)

Das Mineral – Sportler können die Zeit der Regeneration nach einer Ausdauerleistung um mehrere Stunden verkürzen, wenn sie sich ausreichend mit Magnesium versorgen, indem sie vor Wettkämpfen die Mineralstoffspeicher ihres Körpers durch entsprechende Nahrung auffüllen.

Wer sich zu einer Abmagerungskur entschließt, sollte ganz besonders auf eine ausreichende Versorgung mit Mineralstoffen, besonders mit Magnesium, achten. Untersuchungen, die begleitend während solcher Kuren zur Vorbeugung des plötzlichen Herztodes durchgeführt wurden, ergaben einen normalen bis erhöhten Magnesiumgehalt im Herzmuskel vor der Kur, aber stetig abnehmende Werte während der Kur. Essen Sie bei Ihrer Diät also besonders magnesiumreiche Nahrungsmittel. **– für gute Muskelleistung**

Magnesium-Mangel

Lange Zeit herrschte bei den Experten aus Biochemie, Medizin und Ernährungswissenschaft Uneinigkeit darüber, ob es überhaupt einen Magnesium-Mangel geben kann, weil das Mineral doch in vielen Nahrungsmitteln vorhanden ist wie in Fleisch, Fisch, Vollkornbrot, in Zitrusfrüchten, Äpfeln, Bananen und allen grünen Gemüsen.

Inzwischen kennt man aber die Ursachen, die zu einer Unterversorgung mit Magnesium führen können.

Zivilisationsschäden
- Unbestritten an erster Stelle steht in den Industrieländern die meist einseitige Ernährung mit raffinierten Nahrungsmitteln.
- Düngefehler in der Landwirtschaft verursachen schon eine Magnesiumverarmung des Bodens, so daß die Pflanzen nur wenig Magnesium aufnehmen können.

Magnesium – Antistreßmittel

• Kochen oder zu langes Wässern von Nahrungsmitteln führt zu teilweise beträchtlichen Magnesiumverlusten (→ Nährstoffschonend kochen, Seite 78).

Ernährungsfehler

• Fett- und eiweißreiche Nahrung enthält nicht nur wenig Magnesium, sie erhöht auch den Bedarf an diesem wichtigen Mineralstoff. Nehmen wir beispielsweise zuviel Fett zu uns, bilden sich im Darm Magnesiumseifen, die nur schwer resorbierbar sind.

• Suchtgewohnheiten wie übermäßiger Alkohol- und Nikotinkonsum sowie Streß erhöhen den Magnesiumbedarf.

• Chronische Magen-Darm-Störungen, unregelmäßige Verdauung und Durchfälle sowie der Mißbrauch von Abführmitteln und Diuretika wirken sich – je nach Ausmaß sogar beträchtlich – auf die Magnesiumresorption aus.

Fehlfunktion der Schilddrüse

• Erkrankungen der Schilddrüse und der Nebenschilddrüsen können einen Magnesium-Mangel verusachen.

• Wenn man von einseitiger Ernährung spricht, sollte man auch die verschiedenen Diäten nicht vergessen. Die wenigsten decken in ausreichendem Maß den Vitamin- und Mineralstoffbedarf des Körpers.

Ein ausgeprägter akuter Magnesium-Mangel ist höchst selten und tritt meist nur in Verbindung mit einem Mangel an anderen Mineralstoffen auf. In einem solchen Fall kommt es allerdings zu ernsthaften Beschwerden wie starken Krämpfen der Körpermuskulatur und der Muskulatur von Magen und Darm, zu schweren Herzrhythmusstörungen, zur Verkalkung von Blutgefäßen und Nieren und bei Kindern und Jugendlichen zu Wachstumsstörungen.

Störungen in der gesamten Muskulatur

Weit verbreitet sind versteckte Mangelerscheinungen. Experten gehen davon aus, daß mindestens 10 Prozent der Bevölkerung Deutschlands mit Magnesium unterversorgt sind.

Wie sehen nun die Beschwerden eines versteckten Magnesium-Mangels aus? Eine länger andauernde Unterversorgung mit Magnesium ist häufig die Ursache für einen ganzen Beschwerdenkomplex, der unter dem medizinischen Begriff »vegetative Dystonie« (→ Wie erkenne ich einen Mineralstoffmangel? Seite 11) zusammengefaßt ist. Solche Beschwerden eines chronischen Magnesium-Mangels sind identisch mit den Beschwerden, die bei Streß auftreten, wie Lärmempfindlichkeit. Durch Umstellung

Vegetative Dystonie

Magnesium – Antistreßmittel

Hilfe durch Ernährungsumstellung

der Ernährung und – in schweren Fällen – zusätzliche Gaben von Magnesium-Präparaten lassen sich diese Beschwerden lindern. Magnesium ist also ein Antistreßmineral, es wirkt entspannend und sorgt dafür, daß der lebenswichtige Sauerstoff von den Zellen besser verwertet werden kann. Magnesium schützt – als biologischer Gegenspieler des Calciums – unsere Körperzellen vor Sauerstoffmangel, Überlastung und Streß und ist sozusagen Balsam für unsere Nerven.

Durch eine länger andauernde Unterversorgung mit Magnesium kann unser Körper in einen wahren Teufelskreis geraten: Die daraus entstehende Streßanfälligkeit erhöht den Magnesium-Bedarf, wodurch wiederum der Mangel an diesem Mineralstoff verstärkt wird. Bei Streß und daraus resultierenden Belastungen wie Lärmempfindlichkeit, Hetze, körperliche und geistige Überanstrengung, Konfliktsituationen in Beruf und Familie kann der Bedarf an Magnesium bis auf das Dreifache ansteigen.

Erhöhter Bedarf bei Streß

Magnesium-Überschuß

Eine Überdosierung an Magnesium ist im Rahmen einer gesunden Ernährung kaum möglich, da dieser Mineralstoff nur langsam vom Körper aufgenommen wird und überflüssige Mengen leicht über Harn und Stuhl ausgeschieden werden. Ein Magnesium-Überschuß entsteht meist in Verbindung mit einem Überschuß an anderen Mineralstoffen, wie das bei Nierenschwäche, Schilddrüsenüberfunktion oder auch bei einer künstlichen Zufuhr des Mineralstoffes der Fall sein kann. In hohen Dosierungen verabreicht, wirkt Magnesium abführend, es macht schläfrig bis lethargisch.

Ursachen und Symptome

Therapeutischer Nutzen des Magnesiums

Aufgrund seiner vielfältigen Wirkungen ist Magnesium ein inzwischen vielgenutztes Therapeutikum. Erwiesenermaßen hilft es,
- die sportliche Leistungsfähigkeit zu erhöhen,
- Streßbeschwerden wie Nervosität zu lindern,
- hohen Blutdruck zu senken,
- Migräneanfälle zu verhüten,
- die Genesungschancen nach einem Herzinfarkt zu verbessern,
- die Herzkranzgefäße zu erweitern und die Herzmuskelleistung zu steigern,
- die Blutgerinnung zu hemmen (Thromboseschutz).

Magnesium – Antistreßmittel

Es hat eine günstige Wirkung bei:
- Hypercholesterinämie,
- Durchblutungsstörungen,
- Wadenkrämpfen,
- Nierensteinbildung (speziell durch Calcium-Oxalat).

Ein Wunderheilmittel ist Magnesium sicher nicht, aber es hilft unterstützend bei Therapien gegen die oben genannten Krankheiten. Eine wichtige Rolle kommt dem Magnesium auch in der Prophylaxe verschiedener Herz-Kreislauf-Erkrankungen zu wie hoher Blutdruck, Herzrhythmusstörungen und Herzinfarkt, sowie zur Stärkung des vegetativen Nervensystems. Mediziner empfehlen Gefährdeten als aktiven Herzschutz eine zusätzliche tägliche Einnahme von 200 mg Magnesium.

Hier entscheidet der Arzt!

Magnesiumreiche Nahrungsmittel

Nahrungsmittel	Magnesiumgehalt in Milligramm pro 100 Gramm Nahrungsmittel
Weizenkleie	590
Kakaopulver	500
Leinsamen	380
Weizenkeime	308
Cashew-Nüsse	270
Mandeln	252
Sojabohnen	247
Bierhefe	230
Hirse	170
Portulak	151
Haferflocken	139
Weiße Bohnen	132
Grünkern	130
Walnüsse	129
Erbsen	125
Reis, unpoliert	120
Hagebutten	104
Linsen	77
Feigen, getrocknet	70

Nahrungsmittel	Magnesiumgehalt in Milligramm pro 100 Gramm Nahrungsmittel
Rosinen	65
Spinat	58
Datteln, getrocknet	50
Bananen	36
Reis, poliert	30

Phosphor – Energieträger

Geisterlicht an alten Bäumen

Das Nichtmetall Phosphor findet sich in der Natur hauptsächlich in drei Formen: als weißgelber wachsartiger Phosphor, der sich an der Luft leicht entzündet, als roter pulverförmiger Phosphor, der für die Zündköpfe an Streichhölzern verwendet wird, und als schwarzer, metallisch glänzender Phosphor.

Phosphor ist mit 600 bis 700 Gramm nach Calcium das zweithäufigste Mineral in unserem Körper. Rund 80 Prozent befinden sich in den Knochen und Zähnen, denen Phosphor zusammen mit Calcium als Baustein dient. Phosphor hat in unserem Körper vielfältige Aufgaben zu erfüllen: Ohne diesen Mineralstoff könnten die mit der Nahrung aufgenommenen Nährstoffe nicht zu Energie verbrannt beziehungsweise gespeichert und freigesetzt werden. Kein Wunder also, daß Sportler und Schwerarbeiter mehr Phosphor benötigen – bis zur doppelten Menge – als der »Normalverbraucher«. Alle Zellen unseres Körpers enthalten Phosphor, es ist am Aufbau der Zellmembranen beteiligt. Von besonderer Bedeutung ist Phosphor für die Gehirn- und Nerventätigkeit, und es wirkt mit beim Stoffwechsel der Kohlenhydrate, Fette und Eiweiße.

In Knochen und Zähnen

Konserviert Nahrungsmittel

Phosphate (Salze der Phosphorsäure) finden als Konservierungsstoffe vielfache Verwendung in der Nahrungsmittelindustrie, unter anderem bei Fertiggerichten, Suppen und Saucen, Wurst und Käse, Cola- und Fruchtsaftgetränken. Bei Wurstfabrikanten erfreuen sich Phosphate aufgrund ihrer wasserbindenden Eigenschaft großer Beliebtheit, weil dadurch Wurstwaren lange knackig und appetitlich aussehen.

Phosphor – Energieträger

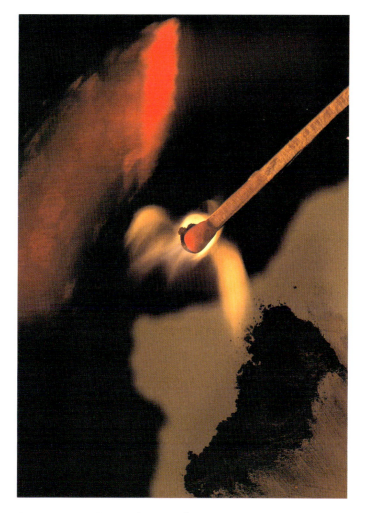

Phosphor – am Zündkopf unserer Streichhölzer leicht entflammbar –
ist nach Calcium der zweithäufigste Mineralstoff in unserem Körper.
Zusammen mit Calcium dient er als Baustein für Knochen und
Zähne. Eine besondere Bedeutung kommt Phosphor bei der Energie-
umwandlung von Nährstoffen, bei der Gehirn- und Nerventätigkeit
sowie beim Stoffwechsel zu.

Phosphor – Energieträger

Der Phosphor-Bedarf

Phosphor ist reichlich in unserer Nahrung enthalten und wird bis zu 70 Prozent resorbiert. Der durchschnittliche Tagesbedarf eines Erwachsenen beträgt nach den Bestimmungen der DGE 800 Milligramm, Schwangere und Stillende benötigen 1000 Milligramm. Dieser Tagesbedarf ist bereits mehr als gedeckt, wenn Sie 100 Gramm Emmentaler Käse oder eine Tasse Milch zu sich nehmen, wenn Sie 100 Gramm weiße Bohnen essen oder 200 Gramm Buttermilch mit 100 Gramm Nüssen und 50 Gramm Getreide als Müsli verzehren. Mit Milch und Milchprodukten werden 30 Prozent der Phosphorversorgung abgedeckt.

Schon ein Glas Milch reicht aus

Mangel und Überschuß

Eine Unterversorgung mit Phosphor ist aufgrund unserer heutigen Ernährungsweise kaum möglich – eher nehmen wir zu viel von diesem Mineralstoff auf. Überaktivität bei Kindern, Nervosität und Aggressivität können möglicherweise auf ein Zuviel an Phosphor zurückgeführt werden.

Eher zu viel als zu wenig

Die Gefahr einer Vergiftung durch Überdosierung ist bei diesem Mineral so gut wie nicht gegeben, da unser Körper ein Übermaß an Phosphor leicht ausscheiden kann. Zu Schäden kommt es jedoch, wenn das Verhältnis von Calcium zu Phosphat gestört ist: Wenn zu viel Calcium und zu wenig Phosphat im Körper vorhanden ist, können Nierensteine entstehen. Durch zu hohe Aufnahme von Phosphat mit der Nahrung – was eher zu befürchten ist – wird die Calciumaufnahme gehemmt. Calciummangel aber führt zu einer schleichenden Knochenentkalkung (→ Seite 38).

Auch hier gilt –

Als optimal für den Körper wird eine Aufnahme von Calcium/Phosphor in einem Verhältnis 1:1,2 angesehen, wobei zu beachten ist, daß Phosphor im Vergleich zu Calcium doppelt so gut resorbiert wird. Um den Organismus mit der richtigen Menge dieser Mineralien zu versorgen, sollte die Calciumzufuhr rund das Doppelte der Phosphorzufuhr betragen. Bei einer ausgewogenen Ernährung brauchen Sie einen Phosphor-Mangel oder eine Verschiebung des Calcium-Phosphor-Quotienten nicht zu befürchten. In den meisten Nahrungsmitteln sind beide Mineralstoffe enthalten. Einseitige Ernährung mit denaturierten Lebensmitteln führt nicht nur zu einem Überschuß an Phosphor, sondern zu einem allgemeinen Mineralstoffmangel im Körper.

– wichtig ist das Gleichgewicht

Schwefel – ein Sonderfall

Dieses Mengenelement ist ebenfalls ein Nichtmetall und wird bis heute nicht zu den essentiellen Mineralstoffen gerechnet. Zu Unrecht, denn ein Beleg für die unterschätzte Bedeutung von Schwefel ist die Tatsache, daß dieser Mineralstoff in der Homöopathie als eines der wichtigen Heilmittel (Sulfur) für vielerlei Beschwerden verwendet wird.

In der Homöopathie bewährt

Schwefel findet sich in der Natur als gasförmiger Stoff in Verbindung mit Wasserstoff (Schwefelwasserstoff) und als Bestandteil vulkanischer Gase. In fester Form ist Schwefel in verschiedenen Erzen und Salzen enthalten. Ein Salz der Schwefelsäure ist als Abführmittel bekannt: das Glaubersalz.

Wer fastet, braucht Glaubersalz

Im menschlichen Körper befindet sich Schwefel (in einer Menge von 150 Gramm), zusammen mit Kalium, im Zellinneren vor allem von Haaren, Haut und Gelenken. Schwefel ist beteiligt an der Gesunderhaltung der Darmflora; außerdem unterstützt Schwefel die Entgiftungsarbeit der Leber und ist an der Bildung von Körpergewebe beteiligt. Rheumatische Beschwerden bessern sich oft nach einer Behandlung mit Schwefel, was darauf zurückgeführt wird, daß bei dieser Erkrankung der natürliche Schwefelgehalt in Gewebe und Gelenken verändert ist.

Vielerlei Aufgaben

Salze der Schwefelsäure (Sulfite) werden als Konservierungsstoffe zur Haltbarmachung von Lebensmitteln verwendet. Manche Menschen reagieren bereits auf geringe Mengen Sulfit mit Pulsbeschleunigung und Benommenheit, auf größere Mengen – zum Beispiel nach dem Genuß stark geschwefelten Weines – mit Kopfschmerzen.

Mit dem Verzehr von Fleisch und Eiern nehmen wir genügend Schwefel auf, auch Zwiebeln, Knoblauch, Kohlgemüse und Fisch sind natürliche Schwefellieferanten.

Schwefellieferanten

Das Auftreten eines Mangels an Schwefel allein ist nicht bekannt, lediglich bei ausgeprägtem Eiweißmangel besteht auch eine Unterversorgung des Körpers mit Schwefel.

Schwefel – ein Sonderfall

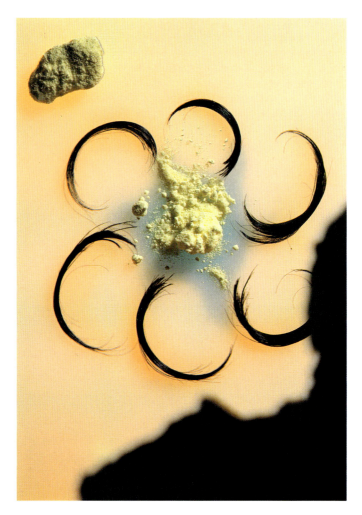

Bis heute zählt Schwefel für die Wissenschaft nicht zu den lebenswichtigen Mineralstoffen, in der Homöopathie dagegen wird er als Heilmittel eingesetzt. Im menschlichen Körper findet sich Schwefel vor allem in Haaren, Haut und Gelenken.

Spurenelemente oder Mikromineralien

Spurenelemente sind – wie der Name schon sagt – im menschlichen Körper in geringsten Mengen (unter 5 Gramm) vorhanden, einige sogar nur in Mikrogramm-Mengen. Diese Spurenelemente werden unterteilt in essentielle (lebensnotwendige) wie Chrom, Eisen, Fluor, Jod, Kobalt, Kupfer, Mangan, Molybdän, Nickel, Selen, Silizium, Vanadium, Zinn und Zink, in toxische (giftige) wie Aluminium, Arsen, Blei, Cadmium, Nickel, Quecksilber, Thallium sowie nicht lebensnotwendige.

Essentielle, toxische, nicht essentielle

Eine Sonderstellung nimmt dabei Nickel ein. Als essentielles Spurenelement nehmen wir es mit unserer Nahrung in ausreichender Menge auf. Darüber hinaus besteht aber die Gefahr einer Überbelastung mit Nickel, da dieses Metall im Zusammenhang mit der Umweltverschmutzung überall reichlich vorhanden ist.

Neue Forschungsergebnisse bescheinigen den Mineralstoffen Lithium und Schwefel lebensnotwendige Aufgaben, so daß sie ebenfalls den essentiellen Mineralstoffen zuzurechnen sind.

Chrom – silbriger Glanz

Das zähe, silberglänzende Metall ist besonders als Oberflächenschutz für verschiedene andere Metalle (»verchromen«) bekannt. Der Mineralstoff Chrom ist im Körper des Menschen – regional unterschiedlich – in Werten von 1,7 bis 6 Milligramm vorhanden und dient zusammen mit Mangan und Zink dem Kohlenhydratstoffwechsel. Chrom ist Bestandteil des Insulinmoleküls, das eine blutzuckersenkende Wirkung hat. Insulin sorgt dafür, daß Zucker in die Zellen gelangt, wo er zu Energie verbrannt wird. Auch verschiedene Enzyme und die Synthese von Fettsäuren sind chromabhängig. Weißer Industriezucker stört auch hier den ausgewogenen Anteil eines Mineralstoffes im Körper: Er enthält nicht nur sehr wenig Chrom, sondern fördert darüber hinaus die Ausscheidung dieses Metalls. Der natürliche Zucker in Obst und Gemüse (Fructose) hingegen löst derartige Reaktionen nicht aus, da er langsamer freigegeben wird. Wie durch Untersuchungen belegt werden konnte, steht das Auftreten von Zuckerkrankheit mit einem Chrom-Mangel in der Ernährung in Zusammenhang.

Wirkt mit bei der Umwandlung – – von Zucker in Energie

Natürliche Nahrungsmittel enthalten in der Regel ausreichend Chrom, so daß einem Mangel nicht vorgebeugt werden muß.

Der Chrom-Bedarf

Empfohlen wird eine tägliche Chrom-Aufnahme von 50 bis 200 Mikrogramm. Ältere Menschen haben oft einen niedrigen Chromspiegel, ebenso schwangere Frauen und Menschen, die sich überwiegend mit verfeinerten Kohlenhydraten (Zucker, Weißmehl, Fertignahrung) ernähren.

Ausreichende Versorgung – Durch eine ausgewogene Ernährung wird dem Körper reichlich Chrom zugeführt. Nahrungsmittel mit besonders hohem Chrom-Gehalt sind Gewürze, Geflügel, Käse, Vollkornprodukte, schwarzer Tee, Hefe, Gemüse. *– mit gesunder Ernährung*

Chrom-Überschuß

Chromhaltiger Staub: Vergiftungsgefahr Vergiftungen können durch eine zu hohe konzentrierte Aufnahme dieses Metalls auftreten, zum Beispiel bei Arbeitern in der Metallindustrie, in Gerbereien und in der Fotoindustrie. In den meisten bekannt gewordenen Vergiftungsfällen wurde chromhaltiger Staub eingeatmet oder über die Haut aufgenommen. In diesem Zusammenhang wird auch diskutiert, ob durch erhöhte Aufnahme von Chromstaub Lungenkrebs entsteht. Um solche Gefahren auszuschließen, sollte jeder, der am Arbeitsplatz mit Chrom zu tun hat, vorsorglich entsprechende Schutzmaßnahmen treffen (Atemschutz, Gummihandschuhe).

Eisen – transportiert den Sauerstoff im Blut

Das silberweiße, relativ weiche Schwermetall oxidiert an der Luft sehr schnell und wird in der Natur als Bestandteil verschiedener Erze wie Magnetit, Eisenspat, Eisenglanz und Pyrit gefunden. Mit seinem Anteil von 4,7 Prozent ist Eisen nach Aluminium das zweithäufigste Metall der Erdkruste.

Im menschlichen Körper sind etwa 4 bis 5 Gramm Eisen enthalten. Besonders wichtig ist dieser Mineralstoff als Bestandteil von Hämoglobin und Myoglobin, zwei Eiweißmolekülen, deren wichtige biologische Funktion der Sauerstoff- und Kohlendioxidtransport im Blut ist. Allein über 70 Prozent des Eisens im menschlichen Körper dienen der Bildung von Hämoglobin, dem Farbstoff der roten Blutkörperchen. *Hämoglobin*

Eisen – transportiert den Sauerstoff im Blut

Unser Körper produziert in jeder Sekunde etwa zwei Millionen roter Blutkörperchen – eine kaum vorstellbare Leistung. Nur wenn genügend Eisen vorhanden ist, können diese ihre Aufgabe voll erfüllen, den mit der Atemluft aufgenommenen Sauerstoff aus der Lunge über den Blutkreislauf in alle Körperzellen zu transportieren. In den Muskeln sorgt zusätzlich das Myoglobin für die ausreichende Versorgung mit Sauerstoff, der für die Muskeltätigkeit in großen Mengen benötigt wird: Je mehr Bewegung, desto mehr Sauerstoff ist nötig. *Myoglobin*

Die restlichen 30 Prozent Eisen werden für Transportfunktionen im Stoffwechsel und zur Bildung eisenhaltiger Enzyme gebraucht. Einige dieser Enzyme leisten durch ihre Beteiligung an Entgiftungsfunktionen einen wichtigen Beitrag zur Abwehrarbeit unseres Immunsystems. Dies erklärt den erhöhten Eisenbedarf bei Infektionskrankheiten. Als Reserve für Notfälle lagert unser Körper eine bestimmte Menge Eisen in Depots. *Enzyme für die Entgiftung*

Der Eisen-Bedarf

Die Deutsche Gesellschaft für Ernährung empfiehlt zur Gesunderhaltung eine tägliche Eisenzufuhr bei Erwachsenen wie folgt:

Männer	12 mg
Frauen bis zur Menopause	18 mg
Frauen nach der Menopause	12 mg
Schwangere	25 mg
Stillende	22 mg

Mit der Nahrung werden nur rund 10 Prozent des darin vorhandenen Eisens aufgenommen. Hinzu kommt, daß verschiedene Nahrungsbestandteile zusammen mit Eisen schwerlösliche Verbindungen bilden und so die Resorptionsrate verringern. Phytin gehört dazu, das in Getreide, Reis und Sojamehl enthalten ist, auch Oxalate aus Spinat und Rhabarber, Alginate aus Puddingpulver, Instantsuppen und Speiseeis sowie Tannin aus schwarzem Tee (→ Wechselwirkungen, Seite 24). Deshalb ist eine zusätzliche Eisenzufuhr während der Schwangerschaft – auch im Interesse des werdenden Kindes – unbedingt zu empfehlen. Je nach Ausmaß des Eisen-Mangels nimmt die Gefahr einer Frühgeburt deut- *Verringerte Resorption*

Eisen – transportiert den Sauerstoff im Blut

lich zu, denn auch die Eisenreserven in Knochenmark, Leber und Milz sind bei geringer Zufuhr oder erhöhtem Bedarf schnell aufgebraucht.

Resorptionshemmende Faktoren

Weitere resorptionshemmende Faktoren sind bestimmte Antibiotika wie Tetrazycline und magensäureneutralisierende Medikamente, die sogenannten Antazida; auch mit Kortison, der Antibabypille und anderen Medikamenten sind Wechselwirkungen möglich. Eine übermäßige Zufuhr von Vitamin B1, ein Mangel an Vitamin B6, die ständige Aufnahme zu hoher Mengen an Phosphor, Zink, Kupfer und Mangan können die Eisenaufnahme ebenfalls einschränken.

Unterstützende Faktoren

Aber es gibt auch Faktoren, die eine Eisenverwertung im Körper unterstützen. An erster Stelle steht dabei das Vitamin C sowie eine eiweißreiche Ernährung. Fisch zum Beispiel *enthält* nicht nur Eisen, sondern *unterstützt* auch die Aufnahme von pflanzlichem Eisen aus gleichzeitig verzehrtem Salat.

Eisen-Mangel

Weltweite Mangelerkrankung

Bei den meisten Spurenelementen wird ein Mangel als »höchst selten« abgetan. Nicht so der Eisen-Mangel. Die Weltgesundheitsbehörde (WHO) hat festgestellt, daß die Unterversorgung mit Eisen die *häufigste Mangelerkrankung der Welt* ist.

Süßigkeitenkonsum

Eisen-Mangel kommt oft bei Kindern vor, wenn sie kaum Fleisch, Obst und Gemüse, dafür aber um so mehr Süßigkeiten und Kuchen essen. In Zeiten erhöhten Eisenbedarfs (Kinderkrankheiten) ist die kritische Grenze schnell erreicht.

Blutverlust

Durch starken Blutverlust bei Verletzungen, Operationen oder während der Regelblutung der Frau entsteht ebenfalls schnell ein Mangel an diesem wichtigen Spurenelement. Fachleute gehen davon aus, daß bei jeder zweiten Frau unter 50 Jahren die Eisenvorräte im Körper erschöpft sind. Aber auch Blutspender, Kranke, Kleinkinder und Jugendliche haben einen erhöhten Bedarf an Eisen.

Ein wichtiger Grund für die häufig auftretenden Eisenmangelanämien ist die geringe Aufnahmerate von 10 Prozent, die zudem durch verschiedene Nährstoffe und Medikamente noch weiter verringert werden kann (→ oben). Wie bei allen Mineralstoffen wird auch bei Eisen die Aufnahme durch Verdauungsstörungen, zum Beispiel durch mangelnde Bildung von Magensäure oder bei

Eisen – transportiert den Sauerstoff im Blut

chronischem Durchfall, beeinflußt. Eine Anämie entwickelt sich allmählich und ist gekennzeichnet durch eine auffallende Gesichtsblässe, durch große Schwäche und Müdigkeit, Appetitlosigkeit, Nervosität, Neigung zu Kopfschmerzen und zu Infektionen; die Hände und Füße »schlafen leicht ein«, die Fingernägel werden rillig und die Haut rauh. Typisch sind auch Einrisse in den Mundwinkeln.

Eisenmangel-Symptome

Permanenter Eisen-Mangel läßt sich anhand einer Haar-Mineralienanalyse feststellen, deren Ergebnis jedoch nicht ausreicht, um eine exakte Medikation mit Eisen-Präparaten zu verordnen; hierzu ist unbedingt eine Blutuntersuchung notwendig. Wegen der zahlreichen möglichen Wechselwirkungen mit anderen Spurenelementen empfiehlt es sich, Eisen-Präparate nie zusammen mit Nahrungsmitteln (oder Medikamenten) einzunehmen, sondern mit einem größeren Zeitabstand vor oder nach den Mahlzeiten, wie es auf dem Beipackzettel vorgeschrieben ist.

Haar-Mineralienanalyse

Nahrungsmittel mit hohem Eisen-Gehalt

• Vitamin C, zusammen mit eisenreichen Nahrungsmitteln dem Körper zugeführt, kann die Eisenaufnahme bis um das Zehnfache steigern.
• Essen Sie bei erhöhtem Bedarf an Eisen Fleisch, besonders Leber und Herz (von biologisch gehaltenen Tieren), Hülsenfrüchte, Fisch, Eier, sämtliche Nußarten, Vollkornprodukte, Weizenkeime und grüne Blattgemüse.
Alle Milchprodukte dagegen sind schlechte Eisenversorger.

Der Eisen-Gehalt in verschiedenen Nahrungsmitteln

Nahrungsmittel	Eisen-Gehalt in Milligramm pro 100 g Nahrungsmittel
Bierhefe	17,3
Schnittlauch	13,0
Sesamsamen	10,0
Weizenkeime	9,4
Hirse	9,0

Eisen – transportiert den Sauerstoff im Blut

Nahrungsmittel	Eisen-Gehalt in Milligramm pro 100 g Nahrungsmittel
Sojabohnen	8,6
Sauerampfer	8,5
Leinsamen	7,7
Pistazienkerne	7,3
Sonnenblumenkerne	7,0
Linsen	6,9
weiße Bohnen	6,1
Knäckebrot	4,7
Haferflocken	4,6
Kresse	4,5
Aprikosen, getrocknet	4,5
Schwarzwurzel	3,9
Feigen, getrocknet	3,3
Spinat	3,1
Truthahn	3,1
Rindfleisch	3,0
Reis, unpoliert	2,6
Hühnerei	2,3
Salat	2,0

Schäden durch zuviel Eisen?

Eisen wird aus der Nahrung je nach Bedarf über den Dünndarm aufgenommen und ausgeschieden. Ein gesunder Organismus regelt den Eisenhaushalt und verhindert, daß zuviel Eisen aufgenommen wird. Als angeborenes Leiden oder durch ständige übermäßige Eisenzufuhr ausgelöst, kann allerdings die sogenannte Eisenspeicherkrankheit bewirken, daß der Körper zuviel Eisen aufnimmt und es in verschiedenen Organen wie Leber, Herz, Bauchspeicheldrüse und Haut speichert; er ist nicht mehr in der Lage, größere Eisenmengen auszuscheiden. Das Mineral sammelt sich dann in Mengen an, die weit über dem Bedarf des Körpers liegen, was zu gesundheitlichen Schäden führt. In schlimmen Fällen kommt es zu Leberzirrhose, Diabetes und Herzversagen, andere Folgen sind bronzefarbene Hautveränderungen und Haarausfall.

Eisenspeicherkrankheit –

– mit schweren Folgen

Jod – unterstützt die Schilddrüse

Die grauschwarze, kristalline Substanz findet man in der Natur zum Beispiel im Chilesalpeter oder im Meersalz. Früher war in jedem Haushalt das Fläschchen Jod zu finden, mit dessen braunem Inhalt auf ziemlich schmerzhafte Weise kleine und auch größere Wunden desinfiziert wurden. Heute ist diese Methode der Wundbehandlung überholt.

Schmerzhafte Wundbehandlung

In unserem Körper sind rund 10 Milligramm Jod vorhanden, verteilt in Zellen, zum größten Teil aber in der Schilddrüse gebunden als Bestandteil des Schilddrüsenhormons Thyroxin. Dieses und die weiteren Schilddrüsen- und Nebenschilddrüsenhormone regulieren die Geschwindigkeit des Stoffwechsels, sie halten den Menschen sozusagen »auf Trab« und sorgen für Wachstum und geistige Entwicklung.

Motor des Stoffwechsels

Jod wird ausschließlich mit der Nahrung aufgenommen und im Verdauungsprozeß rasch und fast vollständig resorbiert.

Das Spurenelement kommt in der Erde vor und folglich auch in Pflanzen, es findet sich in großer Menge im Salz der Meere, in Meeresfischen und Meeralgen. Es gibt jodarme Gebiete, zu denen auch die Bundesrepublik Deutschland gehört, mit einem deutlichen Nord-Süd-Gefälle. Etwa 35 Prozent der Bewohner Bayerns zum Beispiel leiden an einem latenten Jod-Mangel, während die Bewohner der Küstengebiete, die häufiger Fisch auf ihrem Speiseplan haben, ausreichend mit Jod versorgt sind. Auch in unseren Nahrungsmitteln schwankt der Jodgehalt je nach Region, zwischen 1 und 1000 Mikrogramm Jod.

Wer in jodarmen Gebieten lebt, sollte zur Vorbeugung von Mangelerscheinungen auf ausreichende Jodzufuhr achten und jodiertes, das heißt mit Jod angereichertes Speisesalz verwenden.

Jodsalz gegen Mangelerscheinungen

<u>Wichtig:</u> Bei einer therapeutischen Jodzufuhr (nicht über Nahrungsmittel) kann es zu Überempfindlichkeitsreaktionen in Form von Akne und Nesselsucht kommen.

Jod-Mangel

Wenn die Nahrung zu wenig Jod enthält und somit die Schilddrüse mit diesem lebenswichtigen Spurenelement unterversorgt ist, vergrößert sie sich – es entsteht ein Kropf. Auf diese Weise versucht der Organismus, den Mangel auszugleichen. Das so vermehrte Drüsengewebe muß mit mehr Blut versorgt werden und kann so auch die geringste Menge Jod aus dem Blut abfangen. Ist eine ausreichende Jodversorgung damit immer noch nicht gewährleistet, drosselt der Organismus die »Lebensflamme«. Die Folgen sind Kälteempfindlichkeit, körperliche und geistige Trägheit bis hin zum Schwachsinn.

Alles verlangsamt sich

Jod-Überschuß
Bei einer exzessiven Jodzufuhr kann die Schilddrüse mit einer Überfunktion (Basedowsche Krankheit) reagieren. Die Folgen sind Herzklopfen, Unruhe, Reizbarkeit, Schweißausbrüche und Durchfall bis zur Abmagerung. Deshalb sollte eine tägliche Jodzufuhr von 500 Mikrogramm nicht überschritten werden.

Basedowsche Krankheit

Kobalt – Vitamin B12

Das stahlgrau glänzende, sehr zähe Schwermetall hat eine blaufärbende Wirkung und wurde aus diesem Grunde schon vor 2000 Jahren bei der Herstellung von Glasuren und Emaille verwendet (»Kobaltblau«).

Unser Körper enthält zwischen 1,5 und 10 Milligramm Kobalt. Ohne Kobalt gäbe es kein Vitamin B12, das auch Cobalamin genannt wird, weil es einen Kobaltkern besitzt. Das an Kobalt gebundene Vitamin spielt eine wichtige Rolle bei der Bildung der roten Blutkörperchen, es aktiviert verschiedene Enzyme und fördert die Synthese von Eiweiß im Körper; auch schreibt man ihm zu, die Jodaufnahmefähigkeit der Schilddrüse zu unterstützen.

Cobalamin

Der Kobalt-Bedarf
Da der menschliche Organismus nur geringe Spuren Kobalt braucht, sind Mangelerscheinungen nicht bekannt. Schon bei einer Aufnahme von 6 bis 8 Mikrogramm pro Tag ist die Kobaltbilanz des Körpers ausgeglichen. Die meisten Menschen nehmen eher zuviel Kobalt auf. Zum Vergleich: In den USA werden im Durchschnitt täglich 74 Mikrogramm Kobalt aufgenommen, in der Bundesrepublik Deutschland bis zehnmal soviel.

Geringste Mengen reichen aus

Kupfer – das ästhetische Metall

Im allgemeinen enthalten alle in unseren Breiten üblichen Ernährungsformen wesentlich mehr Kobalt, als für den Vitamin-B12-Verbrauch erforderlich ist.

Kobalt-Mangel
Ein Mangel an Vitamin B12 führt zu einer ernsten Erkrankung, der perniziösen Anämie, die sich mit neurologischen Beschwerden bemerkbar macht wie Zungenbrennen, Kribbeln und »Ameisenlaufen« bis hin zu Lähmungen. Haut und Schleimhaut färben sich wachsgelb, es wird zu wenig Magensäure gebildet. Obwohl Kobalt zur Bildung des Vitamin B12 notwendig ist, kann es allein die Anämie nicht beseitigen. Zufuhr und Resorption des Vitamins sind zur Therapie unerläßlich. Perniziöse Anämie tritt vor allem bei Unterernährung, in seltenen Fällen bei strenger vegetarischer Ernährung oder bei Resorptionsstörungen im Darm auf.

Symptome

Sollte sich in einer Haar-Mineralienanalyse ein Kobaltmangel zeigen, muß der Anteil an kobaltreichen Nahrungsmitteln erhöht, bei einem Überschuß reduziert werden.

Ausgleich mit der Nahrung

Welche Nahrungsmittel enthalten Kobalt?
Kobalt ist in allen tierischen Produkten enthalten, besonders in Leber, aber auch in Nüssen, Hülsenfrüchten und Gemüse.

Kupfer – das ästhetische Metall

Das rötlich glänzende Metall kommt in seiner reinen Form in vielen Kupferlagerstätten und Blasenhohlräumen vulkanischer Gesteine vor. Seit Jahrtausenden wird Kupfer vom Menschen abgebaut und verarbeitet. Die frühesten Funde von Kunstgegenständen aus gehämmertem Kupfer stammen aus dem sechsten Jahrtausend vor Christus. Auch heute wird Kupfer in Legierungen mit Zink und Zinn verarbeitet zu schönen Dingen wie Geschirr, Lampen, Blumenübertöpfen und ist ein beliebter Werkstoff für bildende Künstler.

Werkstoff für Künstler

Aufgrund seiner hervorragenden Strom- und Wärmeleiteigenschaften wird Kupfer auch zur Herstellung zahlreicher Elektroartikel verwendet wie Spulen und Leitungen sowie für Wärmespeicherböden bei Kochtöpfen und Pfannen.

Kupfer – das ästhetische Metall

Wirksam bei Rheuma

Kupfer wird seit jeher als Naturheilmittel zur Förderung des Blutkreislaufs und bei Rheuma verwendet und angepriesen. Heute werden in Gesundheitskatalogen Kupferarmbänder und Kupfereinlegesohlen angeboten. Medizinische Untersuchungen haben gezeigt, daß Rheumakranke häufig mit Kupfer unterversorgt sind. Einige Wissenschaftler vermuten, daß Kupferarmbänder bei diesen Krankheiten deshalb erfolgreich eingesetzt werden können, weil unser Körper über die Haut aus dem Schmuck kleinere Mengen Kupfer aufnimmt. Ein Beispiel dafür, daß die Ärzte und Naturheilkundigen vergangener Jahrhunderte mit ihrer »nur« auf Erfahrung beruhenden Therapie oft richtig lagen.

Wichtige Aufgaben

Kupfer ist in einer Menge von rund 150 Milligramm im menschlichen Körper vorhanden und hat dort eine Vielzahl an Aufgaben zu erfüllen. Es fördert die Aufnahme von Eisen, spielt eine Rolle bei der Bildung der roten Blutkörperchen, ist Bestandteil verschiedener Enzyme. Es gilt als Gehirnstimulans, was durch Untersuchungen belegt ist: Sehr intelligente Studenten zum Beispiel haben höhere Kupfer- und Zinkwerte als weniger intelligente. Kupfer ist auch verantwortlich für die Haut- und Haarfarbe und wichtig für das Abwehrsystem: Viele Abwehrzellen haben einen Kupferkern. Kupferpräparate helfen bei chronischen Entzündungen der Stirnhöhle und bei Schnupfen.

Der Kupfer-Bedarf

Von der Deutschen Gesellschaft für Ernährung (DGE) wird eine tägliche Kupferzufuhr von 1 mg für Kleinkinder und 2 mg für Kinder und Erwachsene empfohlen.

Kupferlieferanten

Die meisten eisenhaltigen Nahrungsmittel enthalten gleichzeitig Kupfer, das auch die Eisenaufnahme und Eisenverwertung fördert. Besonders reiche Kupferquellen sind Austern, Meeresfische, Leber, Fleisch, Weizenvollkornbrot, Nüsse, Hülsenfrüchte, Kakaopulver, Mais und Pilze.

Kupfer-Mangel

Da Kupfer in vielen Nahrungsmitteln vorkommt, sind Mangelerscheinungen bei einer ausgewogenen Ernährung mit naturbelassenen Nahrungsmitteln selten.

Blutverluste gehen stets mit einem Kupferverlust einher. Symptome eines mäßigen Kupfer-Mangels ähneln denen einer leich-

Kupfer – das ästhetische Metall

Mangel-Symptome

ten Anämie (Blutarmut) mit Schwäche, Kraftlosigkeit und Kopfschmerzen. Abwehrschwäche ist ebenfalls eine mögliche Folge von Kupfer-Mangel.

Kupfermangelanämien können auch durch chronische Durchfälle hervorgerufen werden. Auch bei »Flaschenkindern«, die ausschließlich mit Kuhmilch ernährt werden, kann es zu einer Anämie kommen. Kuhmilch enthält eine wesentlich niedrigere Kupferkonzentration als Muttermilch, deren Zusammensetzung optimal ist und ein Baby in den ersten Monaten seines Lebens mit allen Nährstoffen versorgt, die es benötigt. Kinder reagieren besonders empfindlich auf einen Mangel an Kupfer, denn während des Wachstums ist der Bedarf erhöht.

Beeinflussung der Cholesterinwerte

Neuere Untersuchungen weisen auf einen Zusammenhang von Kupfer-Mangel mit arteriellen Veränderungen und einem Anstieg der Blutcholesterinwerte hin. Ein ausgeprägter schwerer Kupfer-Mangel ist selten. Er zeigt sich in Störungen der Knochenbildung, mit Anämie und Gewichtsverlust, im Nachlassen des Geschmacksempfindens besonders bei Süßigkeiten.

Kupfer-Überschuß

Vergiftungserscheinungen durch Kupfer sind ebenso selten wie ein ausgeprägter Mangel. In Versuchen fand man heraus, daß auch eine 30fach erhöhte Kupferzufuhr keine toxischen Veränderungen beim Menschen hervorruft.

Überbelastungen mit Kupfer können entstehen durch die bei der Trinkwasserversorgung verwendeten Kupferrohre, aus denen das durchfließende Wasser ständig kleinste Partikel ausschwemmt. Schlafstörungen, Nervosität, Überaktivität bei Kindern können die Folgen sein sowie emotionale Probleme bei Frauen, die ein weiteres Risiko der Überversorgung durch eine jahrelange Nutzung der Spirale zur Empfängnisverhütung tragen. Ebenso können in Kupfertöpfen gekochte Speisen, eine langwierige Kupfertherapie oder die exzessive Zufuhr von Vitamin C den Körper mit Kupfer überversorgen.

Wilsonsche Krankheit

Eine schwere Form der Kupfer-Überversorgung ist die Wilsonsche Krankheit, eine angeborene Kupferspeicherstörung, bei der Kupfer vermehrt in Leber, Niere und Gehirn abgelagert wird. Dadurch kommt es zu Leberverhärtung, Milzvergrößerung und verstärkter Pigmentierung der Hornhaut.

Lithium – ein essentielles Element?

Das silberweiße, leichte Alkalimetall kommt in der Natur nur in gebundener Form und in geringsten Anteilen (4 Prozent) in Mineralien vor.

Es wird in der Kern- und Reaktortechnik und in der Raumfahrtindustrie als Legierungszusatz verwendet.

Lithium zählt nicht zu den essentiellen Spurenelementen, jedoch erbrachten jüngste Forschungsergebnisse (seit 1990) Hinweise auf Funktionen und Auswirkungen im menschlichen Körper.

Manische Depressionen — Einige Lithiumsalze (Chlorid, Karbonat) werden seit den 60er Jahren bei der psychiatrischen Behandlung manischer Depressionen therapeutisch eingesetzt, in manchen Fällen auch als Dauermedikation. In einer Studie, die man in Texas durchführte, stellte man fest, daß in lithiumarmen Gebieten vermehrt psychische Krankheiten auftreten. Das wundert nicht, denn inzwischen ist der stimmungsstabilisierende Effekt von Lithium wissenschaftlich eindeutig erwiesen.

Eine Überdosierung mit Lithium (über medikamentöse Verabreichung) wirkt sich im Körper wie eine Vergiftung aus. Je nach Höhe der Überdosierung reagiert der Organismus mit erhöhtem Blutdruck, Nierenschädigung, Müdigkeit, Übelkeit, Erbrechen, Bauch- und Muskelschmerzen und Bewußtseinsstörungen. — **Vergiftungssymptome bei Überdosierung**

Über den Lithiumgehalt in Nahrungsmitteln liegen bis heute kaum zuverlässige Daten vor.

Mangan – ebenso wichtig wie unbekannt

Stahlhärter — Das silbergraue spröde Schwermetall ist Bestandteil zahlreicher Eisenerze. Die Industrie setzt es verschiedenen Stahlarten zu und verwendet es in Legierungen mit Aluminium, Kupfer und Magnesium.

Die Manganmenge in unserem Körper schwankt zwischen 10 und 40 Milligramm.

Als essentielles Spurenelement ist Mangan an der Aktivierung einer ganzen Reihe von Enzymen im Stoffwechsel der Fette und Kohlenhydrate und an der Synthese von Vitaminen beteiligt. Es unterstützt das Insulin in seiner Wirkung und sorgt für die Ent- — **Wirkt im Stoffwechsel**

Mangan – ebenso wichtig wie unbekannt

wicklung und ein normales Wachstum der Knochen und Knorpel. Ebenso ist das Funktionieren der Geschlechtsorgane abhängig von einer ausgewogenen Versorgung mit Mangan.

Der Mangan-Bedarf

Der Tagesbedarf an Mangan wird mit der Nahrung aufgenommen und beträgt nach den Empfehlungen der Deutschen Gesellschaft für Ernährung von 1991 für Kinder 1 bis 2 Milligramm, für Erwachsene 2 bis 5 Milligramm. *(Zufuhr über die Nahrung)*

Beerenobst, Spinat, Erd- und Haselnüsse, Hülsenfrüchte und Vollkornprodukte sind manganreiche Nahrungsmittel. Eine halbe Tasse Erdnußbutter etwa enthält 2 mg Mangan. Der höchste Gehalt wurde in Teeblättern und in Sauerampfer ermittelt. Manganarm sind Fleischprodukte und Obst.

Mangan-Mangel

Über Mangelerscheinungen beim Menschen ist bisher noch wenig bekannt. Sicher ist jedoch, daß Säugetiere und Pflanzen empfindlich auf einen Mangan-Mangel reagieren. Manganarm ernährte Tiere bleiben unfruchtbar, wachsen nicht mehr und leiden an Knochenentkalkung. Pflanzen reagieren auf Mangan-Mangel ebenfalls mit Wachstumsstörungen.

Mangan ist in allen Gemüsen und in Hülsenfrüchten vorhanden; einer der Gründe für einen Mangan-Mangel liegt in unserer phosphorreichen Ernährung (Wurst, Käse, Cola-Getränke, Konservierungsstoffe), weil Phosphor die Mangan-Aufnahme vermindert. *(Gegenspieler: Phosphor)*

Aber auch Magen-Darm-Krankheiten, die eine verminderte Resorption vieler Nahrungsstoffe zur Folge haben, können einen Mangan-Mangel verursachen. Ein Übermaß an Calcium oder Kalium hemmt ebenfalls die Aufnahme dieses wichtigen Spurenelements.

Mangan-Überschuß

Zu viel Mangan über die Nahrung aufzunehmen, ist nicht möglich; selbst bei einer zusätzlichen Einnahme von Manganpräparaten sind keine ernsten Vergiftungen bekannt geworden. Zu viel Mangan kann allerdings die Aufnahme von Eisen, Magnesium, Kalium und Phosphor einschränken. *(Gestörtes Gleichgewicht)*

Molybdän – für gesunde Zähne

Das zinnweiße bis graue Schwermetall ist sehr zäh und schwer einschmelzbar. Daher wird es industriell zur Härtung hochwertiger Stahlarten verwendet.

Das biologische Spurenelement Molybdän ist in einer Menge von 10 bis 20 Milligramm in unserem Körper enthalten und spielt für die Tätigkeit vieler Enzyme eine wichtige Rolle. Das Mineral ist an der Fluor-Einlagerung in den Zahnschmelz beteiligt, reguliert den Kupferhaushalt mit und sorgt beim Mann für eine normale Funktion der Geschlechtsorgane.

Reguliert auch den Kupferhaushalt

Gute Molybdänlieferanten sind Milch- und Vollkornprodukte, Weizenkeime, Samen, Hülsenfrüchte und grüne Gemüse, die auf molybdänreichem Boden gewachsen sind.

Molybdän-Mangel

Beim Menschen sind bisher nur in seltenen Einzelfällen ausgeprägte Mangelerscheinungen oder Vergiftungen beobachtet worden. Vermutlich begünstigt ein Mangel an Molybdän die Bildung von Karies, denn in molybdänreichen Gebieten wird das Auftreten von Karies auch bei schlechter Fluor-Versorgung selten beobachtet. Diese Beobachtung legt nahe, daß Molybdän bei der Fluor-Verwertung in unserem Körper hilft.

Begünstigt die Fluorverwertung

Ein Mangel an Molybdän beschleunigt den Alterungsprozeß der Zellen und begünstigt ein Ansteigen des Harnsäurespiegels im Blut – ein erstes Anzeichen für Gicht.

Molybdän-Überschuß

Bei zu hoher Konzentration dieses Mineralstoffes wurden zum Beispiel in England, Kalifornien und Neuseeland bei weidenden Zuchttieren vergiftungsähnliche Erkrankungen wie Durchfall, Wachstumsverzögerungen und Sterilität beobachtet.

Beobachtete Erkrankungen

Selen – wichtiger Schutzstoff

Selen ist nur in kleinen Spuren in verschiedenen Erzen vorhanden, so in Zinkblende, Eisen- und Kupferkies. Das Nichtmetall gibt es in der Natur in den Farben Rot, Schwarz und Grau.

Selen – wichtiger Schutzstoff

Größere Mengen wirken als Enzymgift

Selen ist auch im menschlichen Körper nur in Spuren enthalten, in einer Menge von 10 bis 20 Milligramm. In größeren Mengen aufgenommen, zum Beispiel in Staub- oder Dampfform über den Verdauungstrakt, über die Einatmung oder auch über die Haut, wirkt Selen als Enzymgift (Enzymblocker).

Rückgang durch Umweltbelastungen

Selen ist in unterschiedlichen Mengen Bestandteil des Bodens auf der ganzen Welt. Durch die zunehmende Schadstoffbelastung der Luft, die sich in Form von saurem Regen auf den Boden niederschlägt, wird dieser nachhaltig mit Schwefel angereichert. Schwefel aber ist ein natürlicher Gegenspieler des Selen. Das bedeutet, daß sich mit fortschreitender Industrialisierung die Selenarmut des Bodens weltweit ausbreiten wird (→ Ausgelaugte Böden – ausgelaugte Nahrungsmittel, Seite 17).

Der Selengehalt in Pflanzen ist, wie schon erwähnt, stark von dem Boden abhängig, auf dem sie wachsen. Messungen ergaben Unterschiede von 0,005 bis zu 18,8 Milligramm Selen pro Kilogramm Pflanze. Das sind gefährliche Differenzen bei einem Stoff, der in winzigen Spuren heilt und schützt, in größeren Mengen aber giftig wirken kann.

Partner des Vitamin E

Die Wissenschaft hält Selen nicht nur für den besten Partner des Vitamin E, sondern für noch wirksamer als das Vitamin selbst. Es fördert den Transport dieses Vitamins in die Zellen und verhütet damit Schäden an unserem Erbgut. Das Spurenelement hilft, schädliche Verbindungen in unserem Körper zu beseitigen, und es schützt vor den Auswirkungen giftiger Stoffe wie Blei, Cadmium, Quecksilber. Darüber hinaus verstärkt es in verschiedenen Bereichen die Immunreaktion des Körpers; ein Mangel an Selen führt zu Immunschwäche.

Forschungsergebnisse bescheinigen Selen in zunehmendem Maße eine Bedeutung bei der Bekämpfung von Krebs und Herzinfarkt, Krankheiten, die in Selenmangelgebieten wesentlich häufiger auftreten als dort, wo eine ausreichende Versorgung mit diesem Mineral gewährleistet ist.

Bedeutung und Aufgaben

Die Altersforschung schreibt diesem Spurenelement aufgrund seiner vielfältigen Schutzfunktionen eine positive Wirkung auf den Alterungsprozeß der Zellen zu. Als biologisch hochaktives Antioxidans wirkt Selen in und an Zellwänden schützend gegen Umweltgifte und radioaktive Strahlung.

Selen – wichtiger Schutzstoff

Der Selen-Bedarf

Mit dem Alter ansteigend

Bis heute gibt es noch keine festen Werte für den täglichen Bedarf an Selen; es wird angenommen, daß Erwachsene mit einer Menge von 50 bis 150 Mikrogramm, Kinder mit einer täglichen Zufuhr bis 50 Mikrogramm ausreichend versorgt sind. Der Selenbedarf steigt mit dem Alter. Der Grund dafür ist das natürliche Nachlassen der Aufnahmefähigkeit unseres Körpers.

Gute Selen-Lieferanten sind proteinreiche Nahrungsmittel wie Fleisch und besonders Fisch – sowohl aus dem Meer als auch Süßwasserfisch. 100 Gramm Fisch enthalten 30 bis 200 Mikrogramm Selen. Weitere Selen-Quellen sind Hefe, aber auch Knoblauch, Hülsenfrüchte, ungeschälter Reis und Vollgetreide.

Proteinreiche Nahrungsmittel

Durch längeres Erhitzen und Kochen verliert die Nahrung an Selen. Das Spurenelement verändert sich dabei chemisch, so daß nur noch rund 50 Prozent des bei Verzehr vorhandenen Selens vom Körper aufgenommen werden können. Auch eine hohe Schwefelzufuhr, Vitamin-E-Mangel und Vitamin-B6-Mangel bewirken eine Unterversorgung mit Selen.

Bei einer starken Überlastung des Organismus mit giftigen Schwermetallen wie Blei, Cadmium und Quecksilber macht das Selen zwar einen Teil dieser Stoffe unschädlich, wird dabei aber selbst gebunden, so daß sich der Bedarf an Selen erhöht.

Zink bildet mit Selen schwer resorbierbare Komplexe, so daß eine überreichliche Zinkzufuhr ebenfalls den Selen-Bedarf erhöht.

Selen-Mangel

Ein Umweltproblem

Zunehmend breitet sich eine Unterversorgung mit diesem essentiellen Spurenelement aus, die sich bei Mensch und Tier durch Mangelerscheinungen bemerkbar macht. Ein extremes Beispiel dafür ist die in China auftretende Keshan-Krankheit, die zu schweren Herzrhythmusstörungen und Herzinsuffizienz (Schwächung des Herzmuskels) führt.

Selen-Überschuß

Ernährungsbedingte Schäden sind sehr selten, kommen aber durchaus vor, zum Beispiel durch den Verzehr von Getreide, das auf sehr stark selenhaltigem Boden gewachsen ist.

Es wird angenommen, daß erst die hundertfache Menge des Mindestbedarfs von 50 Mikrogramm Selen Vergiftungen bewirkt, jedoch sollte auch bei einer Therapie mit Selen-Präparaten die tägliche Zufuhr 400 Mikrogramm nicht überschreiten.

Überhöhte Zufuhr vermeiden

Silizium – für Knochen und Bindegewebe

Der Diamant unter den Mineralien

Silizium ist neben dem Sauerstoff häufigster Bestandteil der Erdkruste und das wichtigste Element im Mineralreich. Dieser Mineralstoff ist sehr spröde und härter als Glas. Die Computertechnik bedient sich dieses Metalls zur Herstellung von Computerchips. Praktisch alle Körpergewebe enthalten kleine Spuren Silizium, insgesamt etwa 1 Gramm. Kieselsäure, die Siliziumdioxid (eine Verbindung von Silizium mit Sauerstoff) als Grundbaustein beinhaltet, hält unsere Knochen gesund und trägt zur Elastizität des Bindegewebes bei, weil sie das Zellgewebe festigt. Die Gewebe älterer Menschen weisen einen geringeren Kieselsäureanteil auf. Bei Menschen mit Osteoporose, Arthrose, brüchigen Nägeln und Wachstumsstörungen wurde in Untersuchungen ein um 50 Prozent niedrigerer Kieselsäureanteil in den Geweben festgestellt als bei Gesunden. Auch bei Arteriosklerose-Patienten wurde ein zu geringer Kieselsäuregehalt in den Arterien ermittelt. Kieselsäure wird häufig erfolgreich zur Behandlung von Hautkrankheiten, Verdauungsstörungen und bei Erkrankungen der Knochen eingesetzt.

Kieselsäure

Der tägliche Bedarf an Silizium wird auf 20 bis 30 Milligramm geschätzt, das ist eine Menge, die mit der Nahrung ohne weiteres zugeführt werden kann – allein schon mit 100 Gramm Kartoffeln, Hafer, Gerste oder Hirse. Insofern ist über eine nahrungsbedingte Unterversorgung mit diesem Spurenelement nichts bekannt, genausowenig wie über Vergiftungen.

Vanadium – Cholesterinsenker?

Vanadium ist in reiner Form ein stahlgraues, geschmeidiges Metall, das von der Industrie als Legierungsbestandteil wertvoller Vanadinstähle verwendet wird.

Der Vanadium-Gehalt des menschlichen Körpers beträgt etwa 18 Milligramm.

Wenig gesicherte Erkenntnisse

Über seine Bedeutung für den Menschen liegen nur wenig gesicherte Erkenntnisse vor. Testreihen mit Tieren zeigten eine kariesreduzierende und wachstumsfördernde Wirkung. Einige Untersuchungen gaben Hinweise darauf, daß Vanadium imstande sein könnte, den Zucker- und den Cholesterinspiegel im Blut zu senken.

Den höchsten Vanadium-Gehalt haben pflanzliche Öle, und man weiß heute, daß die ungesättigten Fettsäuren dieser Öle helfen, den Cholesterinspiegel zu senken. Allerdings ist noch nicht endgültig geklärt, wie stark dabei der Anteil des Vanadiums ist.

Hoher Gehalt in pflanzlichen Ölen

Menschen, die sich ballaststoffreich ernähren, haben höhere Vanadium-Werte als solche, auf deren Speiseplan vorwiegend Fleisch und raffinierte Lebensmittel zu finden sind.

Vanadiumreiche Lebensmittel

Vanadium ist außer in pflanzlichen Ölen auch in Fisch und allen ballaststoffreichen Lebensmitteln enthalten wie in Gemüsen, Petersilie, ungeschältem Reis. Sojabohnenöl enthält 4000 Mikrogramm Vanadium pro 100 Gramm Nahrungsmittel, Getreide zwischen 2 und 82 Mikrogramm und Hülsenfrüchte zwischen 46 und 65 Mikrogramm.

Zink – Helfer des Immunsystems

Reines Zink glänzt bläulich-weiß. Zinkblende ist eine der mineralischen Formen des »unedlen« Schwermetalls, die man in der Natur finden kann. Sie enthält rund 65 Prozent Zink.

Industriell wird Zink zum »Verzinken« verwendet, zum Beispiel bei der Herstellung von Dachrinnen, Werkzeugen, Haushaltsgegenständen. Dabei wird Eisen zum Schutz vor Korrosion dünn mit einer Zinkschicht überzogen. Zusammen mit Kupfer ist Zink Bestandteil der Messinglegierung.

Die Forschung hat in den letzten Jahren zahlreiche neue Erkenntnisse über die Funktion und Bedeutung von Zink gewonnen. Damit wurde dem Mineralstoff größte Bedeutung für den Menschen zuerkannt.

Unentbehrlich für den Stoffwechsel

Zink ist unentbehrlich für den Stoffwechsel von Pflanze, Tier und Mensch. Der menschliche Körper enthält 2 bis 3 Gramm des Mineralstoffes, in kleinen Spuren in den meisten Körpergeweben verteilt. Im Gegensatz zu anderen Mineralien wie Eisen, Calcium

Zink – Helfer des Immunsystems

und Jod legt der Körper nur sehr geringe Zinkreserven an. Ein Mangel an diesem essentiellen Mineralstoff kann sich daher schnell negativ auswirken.

Zink spielt eine wichtige Rolle in unserem Abwehrsystem: Es hilft Giftstoffe unschädlich zu machen und ist beteiligt bei der Produktion von Abwehrstoffen und Abwehrzellen wie den Lymphozyten. Rund 160 Enzyme benötigen Zink, damit sie ihre Wirksamkeit voll entfalten können. Dieses Spurenelement ist beim Menschen wichtig für Wachstum und Reifung und zur Unterstützung des gesamten Stoffwechsels, es wirkt aktivierend auf den Säure-, Basen- und Enzymhaushalt. Zink ist wichtiger Bestandteil des Hormons Insulin, das den Brennstoff Glukose in die Zellen transportiert. Ebenso wirkt Zink unterstützend bei der Bildung der obersten Hautschicht, und diese Tatsache wird therapeutisch mit Erfolg genutzt: Zinksalben werden zur Wundheilung, besonders bei Brandwunden, und bei empfindlicher, juckender Haut verordnet. Weitere therapeutische Verwendung findet Zink bei allergischen Erkrankungen wie Heuschnupfen, Hautekzemen und bei der Behandlung bestimmter Formen von Depression.

Zinkchlorid, das Zinksalz der Salzsäure, wird in wässriger Lösung als Verbandwasser oder für Körperspülungen verwendet, es kann Schnupfen und andere Erkältungskrankheiten verkürzen, und bei den Chinesen war es schon vor Jahrhunderten das Mittel gegen Prostataerkrankungen.

Zinkleimverband, ein Kompressionsverband aus Mullbinden, der nach Anlegen mit erwärmter Zinkpaste bestrichen wird, wirkt unterstützend bei der Behandlung von Venenerkrankungen.

Unterschiedlich große Zinkmengen sind im menschlichen Gehirn gespeichert. In Untersuchungen an Studenten wurde festgestellt, daß ein Zusammenhang besteht zwischen dem Zink-Gehalt im Gehirn und dem jeweiligen Intelligenzgrad sowie dem Auftreten psychischer Störungen.

Der Zink-Bedarf

Im Durchschnitt nimmt der Mensch mit der täglichen Nahrung 10 bis 20 Gramm Zink zu sich, wovon 20 bis 40 Prozent vom Körper resorbiert werden. Das entspricht dem normalen Tagesbedarf für Erwachsene. Zink wird aus tierischen Lebensmitteln leichter aufgenommen als aus pflanzlichen.

Marginalien: Geringe Zinkreserven · Zinksalbe · Jahrhundertealtes Heilmittel · Zink beeinflußt die Intelligenz

Zink – Helfer des Immunsystems

Die Deutsche Gesellschaft für Ernährung gibt folgende Empfehlungen für den Tagesbedarf:

Säuglinge	0 bis 4 Monate	5 mg
	4 bis 12 Monate	5 mg
Kinder	1 bis 10 Jahre	10 mg
	10 bis 15 Jahre (männlich)	15 mg
	10 bis 15 Jahre (weiblich)	12 mg
Jugendliche	15 bis 19 Jahre (männlich)	15 mg
	15 bis 19 Jahre (weiblich)	12 mg
Erwachsene	(männlich)	15 mg
	(weiblich)	12 mg
Schwangere	(ab dem 4 Schwangerschaftsmonat)	18 mg
Stillende		25 mg

Abhängig von verschiedenen Faktoren

Wie bei allen Mineralstoffen hängt der Bedarf an Zink von vielen Faktoren ab: vom Alter, der Lebensweise, der Ernährung, von der angeborenen körperlichen Verfassung und einer intakten Verdauung, von Einflüssen durch die Antibabypille, Nikotin, Alkohol. Eine erhöhte Kupfer-Aufnahme durch die Trinkwasserversorgung (Kupferrohre) kann den Zink-Bedarf ebenfalls beeinflussen.

Zink-Mangel

Ein ausgeprägter schwerer Zink-Mangel führt zu ernsten Störungen im Wachstum (Zwergwuchs), zu Unfruchtbarkeit, Magersucht, akuten Hauterkrankungen, Milz- und Lebervergrößerung. Ein solch schwerer Zink-Mangel ist jedoch bei einer vernünftigen, ausgewogenen Ernährungsform kaum zu befürchten.

Schwerwiegende Folgen

Häufig treten dagegen Symptome eines versteckten Mangels auf, bei denen man zunächst nicht an einen Mineralstoffmangel denkt. Müdigkeit, Appetitmangel, Nachlassen des Geruchs- und Geschmackssinns und eine Schwächung des Abwehrsystems gehören dazu. Auch Menstruationsbeschwerden bei jungen Mädchen sind nicht selten auf einen Zink-Mangel zurückzuführen. Sehr empfindlich reagieren die schnellwachsenden Gewebe Haut, Haare und Nägel auf eine Zink-Unterversorgung, vermehrtes Auftreten von Erkrankungen ist hier die Folge. Dehnungsstreifen unter der Haut werden sichtbar, besonders an Hüften,

Zink – Helfer des Immunsystems

Oberschenkeln, Brüsten und Schultern. Wunden heilen langsamer, es kommt zu vermehrtem Haarausfall und brüchigen, weißfleckigen Nägeln.

Bei einem Verdacht auf Zink-Mangel sollten Sie folgende Punkte besonders beachten:

- Die Nahrung muß ausreichend Zink enthalten sowie auch diejenigen essentiellen Mineralstoffe und Vitamine, mit denen Zink zusammenarbeitet. Dazu gehören Vitamine der B-Gruppe, vor allem Vitamin B6, sowie das Vitamin C, Magnesium und Selen. Auch die ungesättigten Fettsäuren, wie sie zum Beispiel in Distel- und Sonnenblumenöl enthalten sind, wirken mit Zink zusammen. **Sorgen Sie für gesunde Ernährung**
- Größere Mengen an Calcium, Phosphor oder Kupfer schränken die Zink-Resorption ein.
- Giftige Schwermetalle wie Blei, Cadmium und Quecksilber erhöhen den Zink-Bedarf. **Achtung: Schwermetalle!**
- Eine rein vegetarische Ernährung ist oft zinkarm. Pflanzliche Lebensmittel enthalten im Gegensatz zu tierischen Nahrungsmitteln ohnehin wenig Zink, tierisches Eiweiß zum Beispiel fördert die Aufnahme von Zink, so daß es rasch und gründlich verwertet werden kann.

Ein wichtiger Faktor für eine schlechte Zink-Verwertung ist die Phytinsäure, die in pflanzlichen Lebensmitteln, besonders in Getreide enthalten ist. Sie vermindert die Zink-Aufnahme aus dem Darm erheblich. Selbst das in Fleischgerichten enthaltene Zink kann vom Körper nicht voll aufgenommen werden, wenn diese Gerichte mit Sojamehl oder Getreide zubereitet wurden.

Kochen vermindert den Einfluß der Phytinsäure auf die Zink-Aufnahme, da ein Teil der Säure zerstört wird, das Zink aber erhalten bleibt.

- Ein niedriger Zinkspiegel tritt gelegentlich bei Frauen auf, die Ovulationshemmer (Antibabypille) einnehmen, sowie bei länger dauernder Behandlung mit hochdosiertem Kortison. **Antibabypille**
- Raucher und sogar passive Raucher sind ebenfalls oft unterversorgt mit Zink. Ebenso steigt der Zink-Bedarf bei häufigem Alkoholkonsum.
- Jede Form von Streß, zum Beispiel Störungen des Schlaf-Wach-Rhythmus durch unregelmäßige Lebensweise oder Schichtarbeit, kann einen Zink-Mangel bewirken. **Streß**

Zink – Helfer des Immunsystems

Kortison Forschungen haben ergeben, daß der Bedarf an Zink und Vitamin B6 sich in psychischen Streßsituationen erhöht, was auf den Anstieg des Kortisonspiegels im Blut zurückgeführt wird, zu dem es bei Streß kommt.

• Bei Erkrankungen des Verdauungssystems sowie bei einigen Nierenerkrankungen kommt es zu einer allgemein verminderten Aufnahme von Mineralstoffen beziehungsweise zu einem Mangel an Zink und anderen Mineralstoffen, wodurch eine Therapie mit Mineralstoffpräparaten notwendig wird. **Sorgen Sie für eine gute Verdauung!**

Zink-Überschuß

Zink als Metall zählt zu den relativ ungiftigen Spurenelementen, jedoch kann es zu akuten Vergiftungen kommen zum Beispiel **Vergiftungsgefahren** nach Einatmen von Zinkdampf bei Schmelzarbeiten, durch Zinkoxid nach der Aufnahme von Zinkchlorid zur Wundbehandlung oder Zinkazetat mit sauren Speisen aus Zinkgefäßen (Obst- und saure Gemüsekonserven).

Als toxischer Grenzwert gelten 500 Milligramm Zink pro Tag. Bei mehr als 150 Milligramm kann es zu Störungen des Immunsystems kommen, je nach Höhe der Überdosierung treten Vergiftungssymptome auf wie Übelkeit, Erbrechen, Kopf- und Leibschmerzen, beschleunigte Atmung, Kreislaufschwäche. **Vergiftungssymptome**

Wird aus therapeutischen Gründen eine erhöhte Zink-Zufuhr verordnet, müssen auch die Konsequenzen für andere Mineralstoffe in Betracht gezogen werden. Hohe Zink-Gaben können die Ausscheidung von Kupfer und Eisen erhöhen und auf diese Weise **Wichtig ist immer –** eine Anämie bewirken. Auch die Verwertung von Vitamin A und Phosphor wird durch eine erhöhte Zink-Zufuhr gemindert.

Forschungen in den USA brachten neue Erkenntnisse über das Zusammenwirken von Zink und Kupfer: Ein Zink-Kupfer-Verhältnis von 5:1, wie bei Muttermilch, sorgt für einen normalen Blutcholesterinspiegel. Steigert man das Verhältnis von Zink zu **– das Gleichgewicht!** Kupfer auf 10:1, erhöht das die Cholesterinwerte, wodurch das Entstehen von Arteriosklerose begünstigt wird.

In den meisten Fällen enthält eine Durchschnittskost eher mehr Kupfer als Zink, wodurch die Zink-Aufnahme unterdrückt wird, also ein Zink-Mangel entstehen kann.

Zinkreiche Nahrungsmittel

Nahrungsmittel	Zinkgehalt in Milligramm pro 100 Gramm Nahrungsmittel
Weizenkeime	10 bis 20
Austern*	100 bis 400
Pinienkerne	14
Linsen	8
Haferflocken	7 bis 14
Krabben	5 bis 15
Erbsen	4
Leber	3 bis 8
Käse	3 bis 4
Fleisch	2,7 bis 4,2
Rindfleisch	2,5 bis 5
Fisch	2,5
Kakao	2 bis 5
Nieren	1,9
Hirn	1,3
Nüsse	1 bis 5
Eier	0,8 bis 2,0
Gewürze	0,7 bis 12
Vollkornbrot**	0,5 bis 1,5
Milch	0,4

Trotz des hohen Zink-Gehalts führt der Genuß von Austern nicht zu Vergiftungserscheinungen, vermutlich weil das Zink in Austern an andere Stoffe gebunden ist, aus denen unser Organismus nur kleinere Mengen Zink aufnehmen kann.
** 2 Scheiben Vollkornbrot enthalten 2 mg Zink.

Zinn – länger bekannt als Eisen

Das wichtigste Zinnerz ist der Zinnstein (Kasiterit). Das glänzende, silberweiße, weiche Metall wird genutzt zur Herstellung von Weißblech (verzinntes Eisenblech) und Stanniolfolie oder als Löt-

Zinn – länger bekannt als Eisen

zinn. Früher wurden große Mengen Zinn für Zinngeschirr und Zinnfiguren (Zinnsoldaten) verwendet. Zinn ist zusammen mit Kupfer Legierungsbestandteil von Bronze, die seit 5000 Jahren länger als Eisen bekannt ist.

Für ein normales Wachstum

Welche Funktionen oder Wirkungen das als reines Metall praktisch ungiftige Spurenelement im menschlichen Körper hat, ist bis heute weitgehend unbekannt. Jedoch scheinen kleine Mengen Zinn für ein normales Wachstum notwendig zu sein. Aus diesem Grunde wurde Zinn 1960 in die Reihe der lebensnotwendigen (essentiellen) Spurenelemente aufgenommen.

Zinn-Mangel

Alle pflanzlichen und tierischen Nahrungsmittel enthalten Zinn, so daß Mangelerscheinungen unbekannt sind.

Zinn-Überschuß

Akute Zinnvergiftungen sind selten, da Zinn nur in kleinen Mengen über den Darm aufgenommen wird. Sie können aber als Folge industrieller Verschmutzung auftreten oder werden durch den Verzehr von Nahrungsmitteln hervorgerufen, die lange Zeit in Zinndosen aufbewahrt waren. Besonders bei geöffneten Dosen oder bei ungünstig hoher Lagertemperatur werden größere Mengen Zinn an die Nahrungsmittel abgegeben. Anzeichen für eine Vergiftung sind ein metallischer Geschmack im Mund, Erbrechen, Durchfall, Bauchkrämpfe und Kopfschmerzen.

Konservendosen –

Deshalb ist Vorsicht geboten:
- Konservendosen, die aufgewölbt sind, sollte man nicht kaufen. Durch Hitze und Gärungszustände des Inhalts können schädliche Mengen an Zinn in die Nahrungsmittel gelangt sein.
- Kompotte, Gemüse oder andere Dosengerichte sowie Kondensmilch sofort nach dem Öffnen der Konservendose umfüllen in Glas- oder Porzellangefäße oder zur sofortigen Zubereitung in den Kochtopf, da eine Anreicherung der Nahrungsmittel mit Zinn durch den Sauerstoff in der Luft noch beschleunigt wird.
- Beim Kauf von in Dosen konservierten Lebensmitteln auf das Herstellungs- beziehungsweise Haltbarkeitsdatum achten!

Ein Zeichen dafür, daß sich Zinn und auch andere Metalle aus der Blechkonserve gelöst haben, ist eine schwarzgraue Verfärbung der Doseninnenflächen.

– als Gefahrenquell

Richtige Ernährung – gewußt wie

Was versteht man unter einer richtigen, einer ausgewogenen Ernährung? Die Antwort ist ganz einfach: Wenn der Körper mit der Nahrung seinen Mindestbedarf an lebenswichtigen Nährstoffen erhält, das heißt die Energielieferanten Eiweiß, Fett und Kohlenhydrate sowie die unentbehrlichen Vitamine und Mineralstoffe. Falsche Ernährung macht krank. Wer sich ausgewogen und vollwertig ernährt, braucht einen Mineralstoffmangel nicht zu fürchten.

Ausgewogen und vollwertig

Der Bedarf an Nährstoffen ist individuell verschieden – je nach Alter, körperlicher Aktivität, den Lebensumständen. Das Motto für Gesundheit und Leistungsfähigkeit heißt: Abwechslungsreiche, gesunde Kost, die schmeckt. Nichts aber ist gegen ein gelegentliches Semmelfrühstück oder eine üppige Fleischmahlzeit einzuwenden, die Sie mit Appetit essen und gut vertragen. Machen Sie nicht den Fehler, nur »gesund« zu essen und Ihre Nahrung allein mit dem Verstand auszusuchen. Wer seine Gewohnheiten ändern will, darf dabei das Genießen nicht vergessen!

Den Bedürfnissen angepaßt –

Wenn Sie Ihre Ernährungsgewohnheiten ändern und gesünder leben wollen, sollten Sie langsam vorgehen, einen Schritt nach dem anderen machen. Die größte Barriere ist die Gewohnheit. Essen Sie deshalb bewußt, lernen Sie allmählich, ungesunde (denaturierte) Lebensmittel durch gesunde (natürliche, vollwertige) zu ersetzen.

– nicht aus Gewohnheit essen!

Sich ausgewogen ernähren

Damit Sie Ihren Speiseplan überprüfen und eventuell umstellen können, sollten Sie die wichtigsten Komponenten einer gesunden Ernährung kennen.

Als Grunddiät wird heute eine ausgewogene Vollwertkost empfohlen, die ausreichende Mengen an Fettsäuren, Aminosäuren, Vitaminen und Mineralstoffen enthält und kalorienmäßig der körperlichen Tätigkeit entspricht. Auch Aroma und Geschmack müssen stimmen. Eine richtige Ernährung beginnt mit der Auswahl der Nahrungsmittel. Dabei genügt es nicht, nur die Kalorien, also den Brennwert eines Nahrungsmittels, zu berücksichtigen. Wichtig ist die lebensnotwendige Menge an Kohlenhydraten, Fetten und Eiweißen sowie an Vitaminen und Mineralstoffen. Aber auch

Nicht nur Kalorien zählen

Sich ausgewogen ernähren

Lebensmittel vom Bio-Bauern

die Herkunft der Nahrungsmittel spielt eine Rolle, die Qualität hängt von verschiedenen Faktoren wie Düngung der Böden oder Viehfutter ab. Grundsätzlich sind Produkte aus biologischen Erzeugerbetrieben zu empfehlen, weil in der Regel der Vitamin- und Mineralstoffgehalt höher ist und der Schadstoffanteil geringer als bei Produkten von konventionellen Erzeugern.

Ob Fleisch, Fisch, Milch und Milchprodukte, Gemüse oder Obst – alle Lebensmittel sollten frisch gekauft und bald verwertet werden.

Allgemeine Ernährungstips

Essen Sie mit Freude! Sorgen Sie für eine abwechslungsreiche Kost und achten Sie dabei auf eine ausgeglichene Zufuhr an Vitaminen und Mineralstoffen.

Abwechslungsreiche Kost

Wichtige Voraussetzung –

- Erhöhen Sie den Anteil an Vollwert- und Rohkost in Ihrer Nahrung. Rohkost setzt allerdings ein intaktes Verdauungssystem voraus.
- Gemüse und Kartoffeln sollten regelmäßig als Hauptmahlzeit auf dem Speiseplan stehen.
- Essen Sie viel Obst und Salat.
- Ersetzen Sie die weiße Frühstückssemmel durch Müsli, vollkornreiches Brot oder Vollkornsemmel.
- Streichen Sie denaturierte Nahrungsmittel von Ihrem Speiseplan: Weißmehlprodukte, Zucker, Konserven jeder Art, Fertiggerichte, Tütennahrung, H-Milch; ziehen Sie ungeschälten Reis dem geschälten vor.
- Ersetzen Sie Wurst und Fleisch öfter durch Gemüseauflauf, Gemüseeintopf oder Fisch.
- Verzichten Sie abends auf Rohkost; sie gärt leicht und stört die Nachtruhe. Dagegen sind gedünstetes Obst oder Gemüse gut für das Abendessen geeignet.
- Süßen Sie mit natürlichen Stoffen, wie Honig, Ahornsirup und Birnendicksaft.
- Essen Sie täglich Lebensmittel, die die Darmbakterien bei ihrer Verdauungsarbeit unterstützen, wie Joghurt, Dickmilch, Sauerkraut.
- Verwenden Sie Salz nur sparsam. Würzen Sie mit frischen Kräutern, Nüssen, Keimen und Sprossen.

– eine intakte Verdauung

Sich ausgewogen ernähren

• Bereiten Sie Soßen mit Sauermilch oder saurer Sahne oder Öl, Essig und Zitrone. Sie sind leichter und bekömmlicher als Mehlschwitzen oder Buttersoßen.

Leicht und bekömmlich

Trinken ist lebenswichtig!

Viele Menschen *trinken* zu wenig. Sie sind geringe Mengen an Flüssigkeit gewöhnt, ihr natürliches Durstgefühl ist ihnen fast völlig abhanden gekommen. Chronischer Flüssigkeitsmangel aber dickt das Blut ein und belastet Nieren und Stoffwechselvorgänge. Die Folgen sind Müdigkeit und nachlassende Leistungskraft.

Wasser ist unter den Getränken Energielieferant Nummer 1 und damit allen anderen Getränken überlegen. Wasser ist der Ursprung und dient der Erhaltung allen Lebens. Wasser ist aber nicht gleich Wasser. Zwischen Leitungswasser und Mineralwasser besteht ein großer Unterschied: Leitungswasser ist chemisch-physikalisch gereinigtes Wasser. Mineralwasser, wie der Name schon sagt, enthält Mineralien, die im Laufe von vielen hundert Jahren aus Gesteinsschichten herausgelöst wurden. Für die Bezeichnung eines Wassers als »Mineralwasser« ist gesetzlich ein Mindestgehalt an Mineralien vorgeschrieben.

Leitungswasser

Natriumarme Mineralwässer mit nur einem geringen Kohlensäuregehalt oder kohlensäurefrei sind ideal für magenempfindliche Menschen, weil Kohlensäure die Magenschleimhaut reizt. Kohlensäurehaltige Mineralwässer enthalten oft reichlich Phosphat. Sie sollten täglich etwa 2 Liter Flüssigkeit zu sich nehmen, das entspricht dem täglichen durchschnittlichen Bedarf. Wer während des Essens trinkt, verdünnt die Verdauungssäfte und beeinträchtigt deren Wirksamkeit. Trinken Sie deshalb vor oder nach den Mahlzeiten.

Mineralwasser

Gute und nährstoffreiche Getränke sind neben Mineralwasser milde Kräuter- und Früchtetees, wie Brombeerblätter-, Pfefferminz-, Malven-, Zitronenmelissen-, Fenchel-, Apfelschalen- oder Kamillentee. Zuckerfreie Obst- und Gemüsesäfte tragen zur Mineralstoffversorgung bei. Mit Mineralwasser verdünnt, hält sich die Kalorienmenge in Grenzen. Verwenden Sie am besten naturreine »Muttersäfte« aus dem Reformhaus. Achten Sie bei Säften auf den Fruchtsaftanteil (er sollte mindestens 50 Prozent des Flascheninhalts betragen), denn darin verbirgt sich der Vitamin- und Mineralstoffanteil.

Tees und Säfte

Sich ausgewogen ernähren

Alkohol, Kaffee und Tee sind Genußmittel und keine Durstlöscher! Sie fördern außerdem die Wasser- und damit die Mineralienausscheidung.

Nährstoffschonend kochen

Die Zubereitung der Nahrung ist für eine gute Nährstoffversorgung wichtig. Im Unterschied zu Vitaminen, die aus organischen Stoffen zusammengesetzt und daher auch leichter durch die verschiedenen chemischen Prozesse beim Kochen, Braten, Dünsten oder Garen zerstört werden, bleiben die meisten Mineralstoffe als anorganische Substanzen erhalten. Nur bei Gemüse werden beim Kochen Mineralstoffe herausgelöst, die dann oft mit dem Kochwasser weggeschüttet werden.

Nachfolgend gebe ich Ihnen einige Tips, wie Sie wichtige Nährstoffe nicht nur in den Kochtopf, sondern auch auf den Tisch bringen:

Mit wenig Wasser dünsten
- Dünsten Sie Gemüse nur kurz und in so wenig Wasser wie möglich. »Al dente« – also mit Biß – schmeckt es auch besser.
- Geben Sie das Gemüse bereits kochendem Wasser zu. Garen Sie das Gemüse mit geringer Wärmezufuhr und bei geschlossenem Deckel. Falls möglich, verwenden Sie das Gemüsekochwasser für Saucen.
- Aufwärmen und langes Warmhalten sollten Sie vermeiden; kurzes, erneutes Aufwärmen ist nährstoffschonender. Zu langes Kochen zerstört den Vitamin C-Gehalt bis zu 80 Prozent.

Fettarm braten
- Kochen und braten Sie möglichst fettarm in nährstoffschonendem Kochgeschirr wie Römertopf oder Dampfkochtopf.
- Sparen Sie mit dem Salz im Kochwasser. Falls notwendig, salzen Sie nach dem Kochen.

Kartoffeln mit Schale kochen
- Kartoffeln werden am schonendsten als Pell- oder Folienkartoffeln zubereitet.
- Schneiden Sie Gemüse und Obst erst unmittelbar vor der Zubereitung klein. Nach dem Zerkleinern bieten Obst und Gemüse mehr Angriffsflächen für die Vitaminzerstörer Luft, Licht und Wasser. Eine in Scheiben geschnittene Gurke zum Beispiel verliert in einer Stunde ein Drittel ihres Vitamin-C-Gehaltes.
- Obst und Gemüse sollten Sie nicht lange wässern, sonst schwimmen Ihnen buchstäblich die Mineralstoffe und Vitamine weg. Waschen Sie kurz und gründlich.

Mineralstoffreiche Nahrungsmittel

• Bereiten Sie Salat und Rohkost unmittelbar vor dem Essen, so bleiben sie knackig und vitaminreich.

Aber auch schon vor dem Kochen sollten Sie einige wichtige Punkte beachten:
• Kaufen Sie nur frisches Obst und Gemüse, damit Sie in den Genuß aller essentiellen Stoffe kommen.
• Vermeiden Sie langes Lagern von Obst und Gemüse. Je frischer, desto höher sind Mineralstoff- und Vitamingehalt. Grünkohl verliert nach einem Tag Herumliegen in der Küche bereits 40 Prozent seines Vitamin-C-Gehaltes. Kaufen Sie deshalb nur nach Bedarf ein. Ausnahme: Winterlagern von Äpfeln und Kartoffeln.
• Obst und Gemüse sollte kühl und trocken gelagert werden, Kartoffeln außerdem dunkel.
• Junge Kartoffeln und Obst sollten, wenn sie ungespritzt sind, möglichst mit Schale gegessen werden. Direkt unter der Schale sitzen die meisten Mineralstoffe und Vitamine.

Kaufen Sie nur nach Bedarf

Mineralstoffreiche Nahrungsmittel

• Obst und Gemüse sind vitamin- und mineralstoffreiche Grundnahrungsmittel. Essen Sie einmal am Tag eine Obst- und/oder Gemüsemahlzeit. Nur wenn Sie keine frischen Produkte erhalten, nehmen Sie Tiefkühlkost.
Obst- und Gemüsesäfte mit Mineralwasser kombiniert eignen sich gut als mineralstoffreiche Durstlöscher.
In ungeschwefeltem Trockenobst, zum Beispiel getrockneten Bananen, Datteln und Aprikosen, sind zahlreiche Mineralstoffe und Vitamine. Nicht empfehlenswert sind Obst- und Gemüsekonserven. Der Nährstoffgehalt ist hier geringer, außerdem enthalten sie reichlich Salz beziehungsweise Zucker – also Nahrungsbestandteile, die wir ohnehin meist im Übermaß zu uns nehmen.
• Hülsenfrüchte (Bohnen, Linsen, Erbsen) sind besonders mineralstoffreiche Gemüse – reich an Kalium, Magnesium, Eisen, Zink, Kupfer und Mangan. Sie schmecken gut als Eintopf, Salat oder als Gemüsebeilage. Als ein hervorragender Eiweiß-, Vitamin- und Mineralstofflieferant gilt die Sojabohne, beliebt auch

Alternative: Tiefkühlkost

Meiden Sie Konserven

Mineralstoffreiche Nahrungsmittel

Mineralstoffreiche Kräuter

als Brotaufstrichpaste oder Tofu (quarkähnliches Sojaerzeugnis). Menschen, die an Gicht leiden oder eine Veranlagung dazu haben, sollten auf Hülsenfrüchte verzichten.

• Frische Kräuter wie Petersilie, Schnittlauch, Dill, Basilikum und Kresse eignen sich vorzüglich zum Würzen. Die meisten Kräuter sind außerordentlich mineralstoffreich. Petersilie enthält Eisen, Zink, Kupfer, Kalium und Mangan und einen hohen Anteil Vitamin C, Thymian ist ebenfalls ein guter Eisenlieferant. Mineralstoffreich sind auch Zwiebeln, Knoblauch und Meerrettich.

Geben Sie die Kräuter erst den fertigen Speisen zu – unmittelbar vor dem Servieren –, damit die Vitamine erhalten bleiben.

Nüsse, Kerne und Samen

• Nüsse haben einen hohen Magnesiumgehalt, ein Mineral, das wir reichlich benötigen. Auch Sonnenblumenkerne und Sesamsamen sind wertvolle Lebensmittel, die für Abwechslung sorgen. Gut schmecken Nüsse, Kerne und Samen in Müsli, Salaten oder Quarkspeisen, außerdem erhöhen sie den Nährwertgehalt. Nußmus eignet sich für Soßen oder als Brotaufstrich.

Weizenkeime

• In Weizenkeimen sind die wertvollen Inhaltsstoffe des gesamten Weizenkorns konzentriert. Sie enthalten eine Fülle an essentiellen Nährstoffen: Linolsäure, essentielle Aminosäuren, Vitamine des B-Komplexes, Vitamin E, Kalium, Magnesium, Phosphor, Eisen, Zink, Kupfer und Mangan. Gerade Kalium und Magnesium sowie Vitamin E sind für die Herz-Kreislauffunktion von großer Bedeutung.

Der Ballaststoffgehalt ist doppelt so hoch wie der von Vollkornbrot; der Eisengehalt übertrifft den von Spinat um mehr als das Doppelte, und vier Eßlöffel Weizenkeime liefern den halben Tagesbedarf an Magnesium. Weizenkeime schmecken angenehm nußartig. Über fertige Speisen gestreut, werten sie Obstsalate, Fruchtschalen, Pudding, Müsli, Sauermilchmixgetränke und Quarkspeisen auf.

Meeresalgen

• Meeresalgen sind geeignete Mittler zu den Mineralschätzen des Meeres. Viele Vegetarier nutzen den hohen Nährwert von Nahrungsprodukten aus Algen. Sie sind quellfähig und können bis zum Fünfzigfachen ihres Gewichtes an Wasser aufnehmen. Agar-Agar ist ein aus diesen mineralreichen Meerespflanzen gewonnenes Geliermittel. Im Handel gibt es inzwischen auch leicht zu verarbeitendes, pulverisiertes Agar-Agar zum Würzen und Aufwerten von Speisen.

**Nährstoff-
träger: Bierhefe**

• Bierhefe ist ein weiteres mineralstoffreiches Nahrungsmittel. Sie besteht aus winzig kleinen einzelligen Lebewesen, nur so groß wie ein Blutkörperchen. Hefe hat von allen Nahrungsmitteln den höchsten Gehalt an Vitaminen der B-Gruppe – dringend notwendig für alle streßgeplagten Menschen, für »Kopfarbeiter« aber auch für Menschen, die regelmäßig Alkohol konsumieren. Bierhefe enthält bis zu 50 Prozent Protein und eine große Menge an essentiellen Mineralstoffen wie Magnesium, Phosphor, Eisen, Zink, Mangan, Kupfer und Calcium. Manche Hefesorten enthalten organisch gebundenes und daher leicht verwertbares Selen. Hefe unterstützt die Leberfunktion, das Zentralorgan des Stoffwechsels. Im Handel sind Hefepasten als Würze und Brotaufstrich und Hefeflocken für Müsli und zum Überstreuen verschiedener Speisen erhältlich.

Natürlicher Ausgleich

Um starke Mineralmängel zu beseitigen, reicht eine mineralstoffreiche Nahrung allein oft nicht aus. Manchmal aber genügt die gezielte Zufuhr von Algen und Hefe, so daß keine Mineralstoff-Präparate eingenommen werden müssen.

Keime und Sprossen

• Keimlinge sind keimende Pflanzensamen, wie Sojabohnen-, Kresse-, Alfalfa- oder Weizenkeime. Ihr Mineralien- und Vitamingehalt ist noch höher als der vieler Samen und Nüsse. Keimlinge sind eine knackige Ergänzung im Salat, köstliche Beilage zu Gemüsegerichten.

Schädliche Nahrungsstoffe

Verwenden Sie möglichst keine Nahrungsmittel mit Zusätzen wie Aroma-, Konservierungs- und Färbestoffe, Phosphate, Antischimmelmittel und Backhilfen. Informieren Sie sich immer über die Inhaltsstoffe einer Ware, bevor Sie sie kaufen.

Überdenken Sie Ihre Gewohnheiten!

Folgende Nahrungsmittel gehören zu dieser Gruppe: Bonbons und die meisten Süßigkeiten, Schokolade, Torten- und Keksfüllungen, Zuckerguß, Wurstwaren, Margarine, Cola-Limonaden, Limonaden, Fertiggerichte, Puddingpulver, Früchtejoghurt.

Fisch, Innereien und Pilze sind zwar reich an essentiellen Mineralstoffen; in allen drei Nahrungsmitteln sind jedoch ebenso giftige Umweltstoffe in teils hohen Konzentrationen angereichert, zum Beispiel im Fisch Quecksilber und Cadmium. Aus diesem

Umweltgifte sind überall

Grund sollten diese Lebensmittel nur in Maßen verzehrt werden. Wegen der Ablagerung giftiger Spurenelemente aus Luft und Regen sollte Obst und Gemüse (auch biologisch angebautes) vor dem Verzehr stets gründlich gewaschen werden. Entfernen Sie von Kohlgemüsen und anderen geschlossenen Gemüsen die Außenblätter. Auch wenn sie noch so verführerisch sind, verzichten Sie auf Beeren und Früchte, die am Straßenrand wachsen. Durch den Bleigehalt der Autoabgase sind sie besonders stark verunreinigt.

Wer hat einen speziellen Mineralstoffbedarf?

Säuglinge und Kinder

Stillen ist die optimale Ernährungsform für den Säugling, vorausgesetzt, die Mutter ernährt sich gesund. Reine Kuhmilch als alleinige Babynahrung enthält zu wenig Kupfer, ist aber ein guter Calciumversorger.

Bei Fertignahrung sollten Sie immer auf ausreichende Vitamin- und Mineralanteile des Produkts achten (Etiketten genau lesen!). Einige Nahrungsmittel können bei Kindern Überaktivität und Nervosität begünstigen. Dazu gehören: Weißmehl und Weißmehlprodukte, Zucker, phosphathaltige Nahrungsmittel, gefärbte und konservierte Lebensmittel. Als Alternativen zu süßen Keksen und Chips bieten sich folgende Köstlichkeiten an: Bananenmilchshake mit Honig, Erdnußbutter auf ein Viertel Apfel, Studentenfutter aus Haselnüssen, Rosinen und Sonnenblumenkernen, Nußshake (gemahlene Nüsse in Fruchtsaft), gefrorene Joghurt- oder Saftlutscher: Obstsaft oder Obstjoghurt mit etwas Honig in die Eiswürfelschale füllen; wenn die Mischung leicht gefroren ist, Holzstäbchen hineinstecken – fertig ist das Eis am Stiel.

Achten Sie auf die Inhaltsstoffe

Ungefährliche Köstlichkeiten

Frauen

Auf zwei Mineralien müssen Frauen besonders achten: Calcium und Eisen. Ab Beginn der Menstruation steigt der Eisenbedarf. Spätestens nach dem Klimakterium, wenn der Östrogenspiegel sinkt, braucht eine Frau mehr Calcium und Vitamin D (Werte → Mineralstoffbeschreibungen, Seite 26 bis 73). Während der

Wer hat einen speziellen Mineralstoffbedarf?

Schwangerschaft ist der Bedarf an verschiedenen Vitaminen und Mineralstoffen erhöht. Wenn dies nicht mit der Ernährung ausgeglichen werden kann, sollte eine zusätzliche Medikation mit dem Arzt besprochen werden.

Ihr Körper: ein Hochleistungsmotor

Ältere Menschen

Bei ihnen liegt der Mineralbedarf insgesamt höher als bei jüngeren Menschen. Die Hauptursache ist das Nachlassen der Resorptionsfähigkeit des Körpers. Andere Gründe sind Krankheiten, strenge Diäten und ständige Einnahme von Medikamenten. Besonders wichtig für ältere Menschen sind die Mineralstoffe Calcium und Eisen.

Erhöhter Bedarf durch natürlichen Abbau

Sportler

Wer viel Sport betreibt, hat ebenfalls einen erhöhten Vitamin- und Mineralstoffbedarf. Das liegt daran, daß bei sportlicher Betätigung einerseits mehr Nährstoffe »verstoffwechselt« werden müssen, andererseits ein erhöhter Mineralienverlust durch verstärkte Schweißabsonderung entsteht. Bei intensivem Training in heißem Klima kann ein Sportler in kürzester Zeit leicht 2 bis 3 Liter Schweiß verlieren. Schon ein Verlust von 1 bis 1 ½ Liter Schweiß aber kann die körperliche Leistungsfähigkeit um rund 20 Prozent mindern, was durch den Wasser- und Mineralienverlust erklärbar ist.

Hauptursache: Schwitzen

Mineralstoffmengen, die Sie mit einem Liter Schweiß verlieren:

Natrium	1200 mg
Chlorid	1000 mg
Kalium	300 mg
Calcium	160 mg
Magnesium	36 mg
Schwefel	25 mg
Phosphat	15 mg
Eisen	1,2 mg
Zink	1,2 mg
Mangan	0,06 mg
Kupfer	0,06 mg
Vitamin C	50 mg

Wer hat einen speziellen Mineralstoffbedarf?

Ausgleich durch Mineralwasser und Frischkost

Wird dieser Verlust nicht rechtzeitig ausgeglichen, sind Sportler dann anfälliger für Unfälle. Am häufigsten sind Muskelverletzungen – Muskelkrämpfe, Muskelverhärtungen bis zum Muskelriß. Die einfachste Möglichkeit, die Höhe des Mineralstoffverlustes mit dem abgesonderten Schweiß festzustellen, ist, auf die Waage zu steigen. Wiegen Sie sich vor und nach dem Sport – allerdings ohne verschwitzte Kleidung. Wasser- und Mineralienverluste müssen möglichst schnell ersetzt werden, am besten durch Trinken und Essen. Nur wenn dies nicht möglich ist, sollten Sie auf industriell hergestellte Präparate zurückgreifen.

Wichtigstes Getränk ist das Mineralwasser. Wenn Sie ungefähr alle 10 Minuten ein Glas, also etwa 200 ml Mineralwasser trinken, können Sie ohne weiteres in einer Stunde einen Liter ausgeschwitzte Flüssigkeit ersetzen. Die Ernährung des Sportlers sollte besonders reich an Gemüse, Salat, Obst und Getreide sein. Bei besonders intensivem, mehrstündigem Training sind Nährstoffdrinks eine praktische Ergänzung (→ auch Seite 23 und Seite 77). Achten Sie aber auf einen geringen Kochsalzanteil. Bei vielen Produkten wird nicht berücksichtigt, daß das durch Schwitzen verlorene Natrium über die übliche natriumreiche Nahrung schnell ersetzt wird.

Belebende Durstlöscher

Rat und Rezepte für jeden Tag

Gesundheit, die man trinken kann

Ernst Lechthaler

Ernst Lechthaler, Barchef im Park Hilton in München, hat seine Erfahrungen – gesammelt während zahlreicher Auslandsaufenthalte – in seine Philosophie des Mixens von Drinks einfließen lassen. Ausschließlich frische Früchte und frische Säfte finden Verwendung in seinen ungewöhnlichen Kreationen. (Alle in den Rezepten angegebenen Säfte sind in Reformhäusern und Apotheken erhältlich.)

Weißkohl Fizz

Der Weißkohl Fizz ist ein typisches Beispiel dafür, daß wohlschmeckende Getränkekombinationen durchaus auch unter gesundheitlichen Aspekten interessant sein können. Weißkohlsaft wirkt gerade auf den Magen und den übrigen Verdauungsbereich ausgesprochen beruhigend. Der im Drink enthaltene Kürbissaft unterstützt die Ausscheidungstätigkeit von Nieren und Blase. Diesen Longdrink empfehle ich speziell als Abendgetränk.

- *Zutaten:* 8 cl Weißkohlsaft
  1 cl Kürbissaft
  1 cl Zuckerrübensirup
  1 dünne Scheibe reife Ananas (ohne Schale und Strunk)

Abendgetränk

- *Zubereitung:* Die Zutaten im Mixer mit drei Eiswürfeln durchmischen; anschließend in das zu $1/3$ mit zerstoßenem Eis gefüllte Glas gießen und mit einem dicken Strohhalm servieren.
- *Dekoration:* $1/4$ Scheibe frische Ananas.

Krafttrunk

Die Kraft nimmt dieses Getränk aus der doppelten Kraftbrühe. Den Geschmack macht die interessante Kombination aus hochwertigem Tomaten- und frischgepreßtem Knoblauchsaft. Der Knoblauchsaft hat zwar eine dem frischen Knoblauch vergleichbare Wirkung im Körper, er bringt aber eine weitaus geringere Geruchsbelästigung mit sich. Sie können diesen Drink deswegen auch unbeschwert in charmanter Begleitung genießen.

Rat und Rezepte für jeden Tag

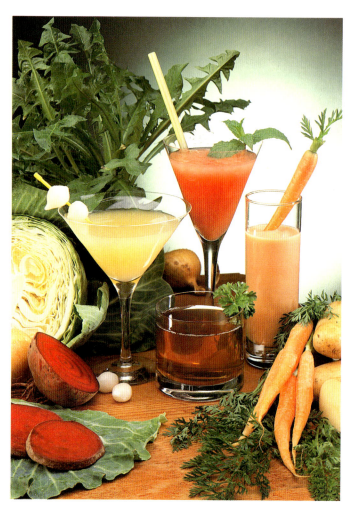

*Gesundheitsvorsorge einmal ganz anders:
Sellerie, Tomaten, Zwiebel, Lauch, Rote Bete und Knoblauch –
einfache, aber leckere Zutaten für gesunde, wohlschmeckende
Longdrinks.*

Gesundheit, die man trinken kann

- *Zutaten:* 8 cl Consommé double (Kraftbrühe)
  4 cl Tomatensaft
  1 Barlöffel Knoblauchsaft

Krafttrunk

- *Zubereitung:* Die Zutaten im Shaker mit Eiswürfeln schütteln; anschließend in das Glas abseihen.
- *Dekoration:* 1 kleine Stange Staudensellerie (zum Mitessen empfohlen). Sellerie, und dies ist längst nachgewiesen, enthält Stoffe, die zur Steigerung der Vitalität beitragen.

Fit plus
Dieses Getränk kann durch die Kombination Hagebutte mit Aprikose geradezu als Vitamin-C-Bombe bezeichnet werden.

- *Zutaten:* 6 cl Orangensaft (frisch gepreßt)
  6 cl Hagebutten-Aprikosen-Nektar
  2 cl Zuckerrübensirup – Fructose
  1 cl Zitronensaft (frisch gepreßt)
  1 Barlöffel Wermutsaft

Reich an Vitamin C

- *Zubereitung:* Die Zutaten im Shaker mit Eiswürfeln schütteln; anschließend in das zu $1/3$ mit zerstoßenem Eis gefüllte Glas abseihen, etwas Heilwasser auffüllen, und den Drink mit einem dicken Strohhalm servieren.
- *Dekoration:* $1/2$ Scheibe Orange, 1 Zweiglein Zitronenmelisse.

Möhrenmilchmix
Der Weißdornsaft in diesem Mixgetränk sorgt – bei regelmäßigem Trinken dieses Cocktails – dafür, daß die Sauerstoffversorgung im Körper, hier vor allem der Herzkranzgefäße, verbessert wird; er zählt zu den ältesten Naturheilmitteln des Menschen. Der Möhrensaft verbessert die Vitaminversorgung, insbesondere mit dem Provitamin A, dem wirksamen Aufbaumittel.

- *Zutaten:* 6 cl Frischmilch
  6 cl Möhrensaft
  $1/4$ Apfel (ohne Kerne und Schale)
  1 Barlöffel Honig
  1 Barlöffel Weißdornsaft

Schmeckt Groß und Klein

Gesundheit, die man trinken kann

- *Zubereitung:* Die Zutaten mit zwei Eiswürfeln im Mixer durchmixen; anschließend in ein Glas gießen.
- *Dekoration:* 1 Baby-Karotte.

Kraut Sour

Der klassische Sour, wie etwa der Whiskey Sour oder der Gin Sour, wird mit Zitronensaft zubereitet. Für den Kraut Sour nehme ich Sauerkrautsaft, den reinen Preßsaft aus frisch vergorenem Weißkohl mit dem natürlichen Gehalt an Milchsäure und Mineralstoffen. Der Cocktail wirkt ausgesprochen verdauungsfördernd und sollte deshalb nach dem Essen getrunken werden.

Fördert die Verdauung

- *Zutaten:* 6 cl Sauerkrautsaft
  1 cl Zwiebelsaft
  1 Barlöffel Knoblauchsaft
  1 Barlöffel Johanniskrautsaft

- *Zubereitung:* Die Zutaten im Mixglas mit Eiswürfeln umrühren; anschließend in ein Trinkglas abseihen.
- *Dekoration:* 2 Perlzwiebeln am Spieß.

Hagebutten-Flip

Der Hagebutten-Flip ist ein kräftigender Drink, den ich Ihnen für den frühen Abend empfehle. Rote Bete und Hagebutte liefern Vitamine, Mineralien und wichtige Farbstoffe, der Schuß Artischockensaft wirkt auf die Leber anregend und unterstützend.

- *Zutaten:* 2 cl Rote-Bete-Saft
  4 cl Hagebutten-Aprikosen-Nektar
  4 cl Maracuja-Fruchttrunk
  1 frisches Eigelb
  1 dünne Scheibe reife Ananas (ohne Schale und Strunk)
  1 Barlöffel Artischockensaft (frisch gepreßt)

Stärkt die Leber

- *Zubereitung:* Die Zutaten im Mixer mit drei Eiswürfeln durchmixen; anschließend in das zu $1/3$ mit zerstoßenem Eis gefüllte Glas gießen und mit einem dicken Strohhalm servieren.
- *Dekoration:* 1 Zweiglein frische Minze.

Gesundheit, die man trinken kann

Tomaten Mix

Dieser Drink wirkt speziell durch den frisch gepreßten Knoblauchsaft sowie das Meerrettich-Destillat anregend auf den gesamten Stoffwechsel und zugleich appetitanregend und verdauungsfördernd. Deshalb können Sie diesen Drink sowohl als Apéritif als auch als Digéstif, also nach dem Essen, genießen.

- *Zutaten:* 12 cl Tomatensaft
  1 Barlöffel Knoblauchsaft
  1 Barlöffel Meerrettich-Destillat
  1 Prise Pfeffer aus der Mühle
  1 Prise Selleriesalz
  1 Prise Paprika

Geeignet als Apéritif und Digéstif

- *Zubereitung:* Die Zutaten im Mixglas mit Eiswürfeln umrühren; anschließend in ein Glas abseihen.
- *Dekoration:* Ein wenig feingeschnittene Kräuselpetersilie auf das fertige Getränk streuen und mit einer Kirschtomate verzieren.

Maulwurf

Ich habe diesen Drink Maulwurf genannt, weil er sich gerade nach dem Essen in tiefere Bereich unseres Körpers gräbt, um die Verdauung zu fördern. Dies bewirken insbesondere der darin enthaltene Kartoffel- und der Brennesselsaft. Von Weißkohl weiß man, daß er vitaminähnliche Inhaltsstoffe enthält, die bei Reizungszuständen des Magens und des Dünn- und Dickdarms beruhigend wirken.

Beruhigt Magen und Darm

- *Zutaten:* 4 cl Weißkohlsaft
  4 cl Kartoffelsaft
  1 Barlöffel Brennesselsaft
  1 Prise Salz aus der Mühle

- *Zubereitung:* Die Zutaten im Mixglas mit Eiswürfeln umrühren, anschließend in ein Glas abseihen.
- *Dekoration:* Zwei halbe Scheiben Kartoffel mit drei bis vier Schnittlauchstangen arrangieren.

Rezepte für Drinks in Kurzform

Fit and Fun
- Zutaten:
6 cl Fruchtmolke
(Passionsfrucht)
2 cl Sanddorn Vollfrucht
6 cl Kirschsaft
1 cl Frutilose
- Dekoration:
1 Scheibe Karambole
(Sternfrucht)
1 Zweiglein Zitronenmelisse

Bio-Karotte
- Zutaten:
6 cl Karottensaft,
frisch gepreßt
1 frisches Eigelb
6 cl Bio Soja Drink
1 cl Ahornsirup
¼ Apfel (geschält,
ohne Kerngehäuse)
- Dekoration:
1 Babykarotte mit Grünzeug

Goggel Moggel
- Zutaten:
1 frisches Eigelb
6 cl Trinkmolke
6 cl Orangensaft,
frisch gepreßt
1 cl Frutilose
1 cl Maracujasirup
- Dekoration:
1 Scheibe Orange

Sportler Flip
- Zutaten:
1 frisches Eigelb
4 cl Rote Bete-Saft
2 cl Hagebuttennektar
4 cl Maracujasaft
4 cl Ananas Vollfrucht
2 cl Aprikosensaft
- Dekoration:
¼ Scheibe frische Ananas
½ Scheibe Orange

Wilde Wurzel
- Zutaten:
12 cl Tomatensaft
2 Teelöffel Sahnemeerrettich
1 frisches Eigelb
Salz
Pfeffer
Paprika
Selleriesalz
- Dekoration:
1 Zweiglein Kräuselpetersilie

Fruit Cup
- Zutaten:
1 cl Zitronensaft,
frisch gepreßt
1,5 cl Ahornsirup
10 cl Ananassaft
4 cl Schwarzdorn/Schlehen-
Nektar
- Dekoration:
1 Zweiglein frische Minze

Rezepte für Drinks in Kurzform

Vitamin Tango
- Zutaten:
3 cl Sanddorn Vollfrucht
1,5 cl Limettensaft,
frisch gepreßt
8 cl Maracujasaft
1 cl Mandelsirup
- Dekoration:
1 Scheibe Limette

Hot Punch
- Zutaten:
1 frisches Eigelb
4 cl Glühfrucht
1 große Tasse heißer
Schwarzer Tee
2 Nelkenköpfe
ein paar Tropfen Zitronensaft,
frisch gepreßt
- Dekoration:
1 Scheibe Zitrone, mit
Nelkenköpfen gespickt

Göttertrunk
- Zutaten:
1 Kugel Apfel-Joghurt Eis
6 cl Orangensaft,
frisch gepreßt
6 cl Ananassaft
1 cl Bananensirup
Mit Heilwasser auffüllen.
- Dekoration:
1 Scheibe Karambole
(Sternfrucht)

Tropical Island
- Zutaten:
6 cl Bio Soja Drink
2 cl Preiselbeer Vollfrucht
8 cl Maracujasaft
1 cl Frutilose
1 cl Kokosnußcreme
- Dekoration:
1 Zweiglein frische Minze

Fruchtmix
- Zutaten:
1 cl Zitronensaft,
frisch gepreßt
2 cl Bananensirup
4 cl Orangensaft,
frisch gepreßt
8 cl Ananassaft
4 cl Banane Vollfrucht
Mit Mineralwasser auffüllen.
- Dekoration:
1/4 Scheibe frische Ananas,
2 Ananasblätter

Öko Freak
- Zutaten:
1 frisches Eigelb
5 Eßlöffel Naturjoghurt
0,5 cl Zitronensaft,
frisch gepreßt
2 Barlöffel Honig
- Dekoration:
Schnittlauchröllchen

Zum Nachschlagen

Adressen, die weiterhelfen

Institute, die Mineralstoffdiagnosen durchführen:
Biologischer Arbeits- und Forschungskreis, Micro Trace Minerals, Röhrenstraße 20, 8562 Hersbruck
Mineralmed GmbH, Labor für Ernährungsdiagnostik, Thomas-Wimmer-Ring 11, 8000 München 22

Bücher, die weiterhelfen

Bäßler Karl-Heinz/Fekl, Werner/Lang, Konrad: Grundbegriffe der Ernährungslehre, Springer Verlag, Berlin
Bessler, Eva: Magnesiummangel beheben, Gräfe und Unzer Verlag, München
Blaurock-Busch, Eleonore: Mineralstoffe und Spurenelemente und deren Bedeutung für die Haaranalyse; Biologischer Arbeits- und Forschungskreis, Hersbruck
Cramm, Dagmar von: Was Kinder gerne essen, Gräfe und Unzer Verlag, München
Elmadfa/Fritzsche/Cremer: Die große GU Vitamin- und Mineralstoff-Tabelle, Gräfe und Unzer Verlag, München
Elmadfa/Muskat/Fritzsche: GU Kompaß E-Nummern/Lebensmittel Zusatzstoffe, Gräfe und Unzer Verlag, München
Graham Judy/Odent, Michael: Zinkmangel, Hippokrates, Stuttgart
Hamm, Michael/Weber, Marlies: Sporternährung praxisnah, Hädecke Verlag, Weil der Stadt
Hopfenzitz, Petra: GU Kompaß Mineralstoffe, Gräfe und Unzer Verlag, München
Ilies, Angelika: Cholesterinspiegel im Griff; Kaliummangel beheben; Harnsäurespiegel senken bei Gicht, Gräfe und Unzer Verlag, München
Juchheim, Jürgen/Poschet, Jutta: Immun, BLV Verlagsgesellschaft, München
Kinadeter, Harald: Aktiv gegen Herzinfarkt und Schlaganfall, Humboldt-Verlag, München
Koerber/Hammann/Wills: Für Diabetiker – Vollwerternährung, Gräfe und Unzer Verlag, München
Linden, Volker zur: Immunsystem natürlich stärken, Gräfe und Unzer Verlag, München
Prinz/Weitz/Gretz: Für Nierenkranke – Eiweiß- und phosphatarme Ernährung, Gräfe und Unzer Verlag, München
Rias-Bucher, Barbara: Calciummangel beheben; Fit mit Ballaststoffen; Leichte Naturküche; Salzarm kochen mit Pfiff, Gräfe und Unzer Verlag, München
Schröder Eva-Maria/Worm, Michael: Der Vitamin- und Mineralstoffratgeber für Ausdauersportler, Sportinform Verlag, Oberhaching
Spanfellner-Righi, Gina: Eisenmangel beheben, Gräfe und Unzer Verlag, München
Späth, Gudrun: Meilensteine der Magnesiumforschung, Beltz Verlag, Weinheim
Zumkley, Heinz: Die Kaliumfibel, Einhorn-Presse Verlag, Reinbek
Zumkley, Heinz: Spurenelemente, Wissenschaftliche Buchgesellschaft, Darmstadt

Zum Nachschlagen

Sachregister

Abführmittel 21, 32
Abmagerungskur 42
Abwehrmechanismus 11
Abwehrzellen 11
Alkalose 25
Alkohol 13, 19, 71, 78
Aminosäuren 5
Antibabypille 71
Aspirin 24
Azidose 25

Barium 7
Basedowsche Krankheit 58
Beryllium 7
Bewegung 12, 22
Blutanalyse 14
Blutdruck, zu hoher 28, 30
Blutdruck, zu niedriger 33
Botschafterzellen 11

Calcium 44
–, Aufgaben im Körper 35
Calcium-Mangel 17
–, Folgekrankheiten 38
Calcium-Präparate 38
Calcium-Überschuß 39
calciumreiche Nahrungsmittel 39
Chlor 26
–, Aufgaben im Körper 34
Chlor-Mangel, Auslöser 34
Cholesterin 33, 45, 68
Chrom 51
Chrom-Bedarf 52
Chrom-Mangel 19
Chrom-Überschuß 52
chromhaltige Nahrungsmittel 52
Cobalamin 58

Darmbakterien 21
Darmflora 21
Depressionen 39, 62
Diabetes 33, 51, 56
Diät, kochsalzarme 28, 29
Drogen 13
Durchfall 32

Eisen, Aufgaben im Körper 52
Eisen, resorptionshemmende Faktoren 54
Eisen, Schäden durch zuviel 56
Eisen-Bedarf 53
Eisen-Gehalt, Nahrungsmittel mit hohem 55
Eisen-Mangel, Symptome 54
Eisen-Mangel, Ursachen 54
Eisen-Präparate 55
Eisenreserven 54
Eisenspeicherkrankheit 56
Eiweißsynthese 40
Entgiftungsmechanismus 11
Entwässerung des Körpers 29
Enzyme 8, 20, 40, 51, 64
Enzymgift 65
Erbrechen 32
Ernährung 13, 17
–, ausgewogene 22, 75
–, einseitige 32
Ernährungsgewohnheiten 75
Ernährungstips 76
Ernährungsumstellung 12
Ernährungsweise, einseitige 10

Fäulnisgift im Darm 21
Fettsäuren 5
–, Synthese von 51
–, ungesättigte 11
Fluor-Einlagerung 64
Flüssigkeitsmangel, chronischer 77
Früchtetees 77

Gärgift im Darm 21
Gedächtniszellen 11
Gemüsesäfte 77
Germanium 7
Geschlechtsorgane, Beeinflussung 64

Haar-Mineralienanalyse 14,
Hämoglobin 52
Hauptmineralstoffe 7
Herz-Kreislauf-Erkrankungen 45, 56, 65

Immunschwäche 65
Immunsystem 8, 21, 68
Industriezucker 51
Insulin 51

Jod 8, 28, 57
Jod-Mangel, Folgen 57
Jod-Überschuß 58

Zum Nachschlagen

Kaffee 13, 78
Kalium 30
Kalium-Bedarf 32
Kalium-Mangel 32
–, Symptome 33
Kalium-Überschuß 33
Kaliumnitrat 30
Kasisterit 73
Keshan-Krankheit 66
Knochenerweichung 38
Knochenschwund 38
Kobalt 58
Kobalt-Bedarf 58
Kobalt-Mangel, Symptome 59
kobalthaltige Nahrungsmittel 59
kochen, nährstoffschonend 78
Kochsalz 26
Kohlenhydrate, leere 18
Kohlenhydratstoffwechsel 40
Konservierungsstoff Salz 30
Kopfschmerzen 12
Kortison 71
Kräutertees 77
Krebs, Bekämpfung von 65
Kropf 58
Kupfer 59
Kupfer-Bedarf 60
Kupfer-Mangel, Symptome 60
Kupfer-Überschuß 61
Kupferquellen, reiche 60

Lebenseinstellung, negative 10
Leistungsfähigkeit, nachlassende 12
Lithium 51, 62
–, Überdosierung 62

Magen-Darm-Störungen 43, 63
Magnesium 8, 19, 36, 40
–, therapeutischer Nutzen 44
Magnesium-Bedarf 42
Magnesium-Mangel 42
Magnesium-Überschuß 44
magnesiumreiche Nahrungsmittel 45
Makromineralien 6
Mangan 62
–, Aufgaben im Körper 62
Mangan-Bedarf 63
Mangan-Mangel 63
Mangan-Überschuß 63
Medikamente 21

Meersalz 28
Mengenelemente 7
Mikromineralien 7, 51
Mineralatome 6
Mineralien 6
–, essentielle 7
Mineralien-Überschuß 16
Mineralienausschwemmung 23
Mineralstoff-Präparat 12, 15
Mineralstoffbedarf
– bei älteren Menschen 83
– bei Frauen 82
– bei Kindern 82
– bei Säuglingen 82
– bei Sportlern 83
Mineralstoffe 6, 11
–, Aufgaben der 8
–, essentielle 5
Mineralstoffenzym 11
Mineralstoffmangel 10, 11
mineralstoffreiche Getränke, Rezepte 85
Mineralstoffreichtum, natürlicher 17
Mineralverarmung 18
Mineralwasser 77
–, körpereigenes 23
Mischkost 17
Molybdän 64
Molybdän-Mangel 64
Molybdän-Überschuß 64
Müdigkeit 12
Muskelverspannungen 12
Myoglobin 52

Nährstoffdefizit 13
Nährstoffe, Bedarf an 75
Nährstoffmangel 10
Nahrungsmittel
–, basenüberschüssige 25
–, mineralstoffreiche 79
–, säureüberschüssige 25
Nahrungsmittelkreislauf 5
Nahrungsmittelzusätze 81
Natrium 26
Natrium-Bedarf 26
Natrium-Mangel 29
–, Symptome 29
Natrium-Überschuß 29
Natriumchlorid 26
Nebennierenstörung 32
Nickel 51

Zum Nachschlagen

Nierenfunktion 28, 33
Nierenschwäche 32, 44

Obstsäfte 77
Ödem 33
Organe, Schwächung der 10
osmotischer Druck 8
Osteoporose 22, 38
Oxalate 53

pH-Wert 25
Phosphat 18, 46
Phosphor 8, 46, 72
–, Aufgaben im Körper 46
Phosphor-Bedarf 48
Phosphor-Mangel 48
Phosphor-Überschuß, Folgen 48
Phytin 53
Phytinsäure 71
Proteine 36

Rauchen 13, 19, 24, 71
Reizweiterleitung 8
Resorptivrate 20
Rheuma 59
Rohkost 22

Sättigungsreflex 17
Schilddrüse 57
Schilddrüsenhormon 8, 57
Schilddrüsenüberfunktion 44, 58
Schlafstörungen 12
Schlummertrunk, alkoholischer 24
Schwermetalle, toxische 19
Schwangerschaft 16, 36, 53
Schwefel 7, 49, 51
–, Aufgaben im Körper 49
Schwitzen 23
Selen 64
–, Aufgaben im Körper 65
Selen-Bedarf 66
Selen-Lieferanten 66
Selen-Mangel 66
Selen-Überschuß 66
Silizium 67
Silizium-Bedarf 67
Spurenelemente 7, 51
Stoffwechsel 10, 68, 69
Stoffwechselprozeß 8

Streß 19, 71
Streßanfälligkeit 44

Tee, schwarzer 78
Thyroxin 57
toxische Belastungen 14
Trinken 77

Umweltgifte 19, 82
Umweltverschmutzung 7
Unwohlsein 12
Uro-Mineral-Test 14

Vanadium 67
–, Aufgaben im Körper 68
vanadiumreiche Lebensmittel 68
vegetative Dystonie 12, 43
Verdauung 13
Verdauungsprozeß 20
Verdauungsstörungen 21
Verstopfung 22
Vitamin A 72
Vitamin B 6 71
Vitamin B12 58
Vitamin C 54
Vitamin D 35
Vitamin E 65
Vitamine 5, 8, 11
Vollwertkost 22, 75

Wasser 77
Wasser-Elektrolyte-Haushalt 8
Wasser- und Mineralbilanz 22
Wasserhaushalt 26
Wilsonsche Krankheit 61

Zink 68
–, Aufgaben im Körper 69
Zink-Bedarf 69
Zink-Kupfer-Verhältnis 72
Zink-Mangel, Symptome 70
Zink-Überschuß 72
Zinkchlorid 69
Zinkleimverband 69
zinkreiche Nahrungsmittel 73
Zinksalbe 69
Zinn 73
Zinn-Mangel 74
Zinn-Überschuß, Ursachen 74
Zivilisationskrankheit 10
Zucker 51

Die Deutsche Bibliothek – CIP-Einheitsaufnahme

Möhring, Wolfgang:
Durch Mineralstoffe zu Wohlbefinden und Leistungskraft: Mineralstoffmangel erkennen und ausgleichen, Wesen und Wirkung der Mineralstoffe und Spurenelemente verstehen, ihre Heilkräfte täglich für sich nutzen; Mit Rezepten für mineralstoffreiche Drinks von Ernst Lechthaler / Wolfgang Möhring. – 1. Aufl. – München: Gräfe und Unzer, 1992
(GU Ratgeber Leben)
ISBN 3-7742-1489-1

© 1992 Gräfe und Unzer GmbH, München
Alle Rechte vorbehalten. Nachdruck, auch auszugsweise, sowie Verbreitung durch Film, Funk und Fernsehen, durch fotomechanische Wiedergabe, Tonträger und Datenverarbeitungssysteme jeder Art nur mit schriftlicher Genehmigung des Verlages.

Redaktion: Verena Zemme
Lektorat: Birgit Rupprecht-Stroell, Stefan Vieregg
Korrektorat: Christine Majcen-Kohl
Fotos im Innenteil: Simone Schneider, Ernst Lechthaler (Seite 86)
Umschlagfoto: Michael Nischke
Herstellung: Helmut Giersberg
Umschlaggestaltung: Heinz Kraxenberger
Satz: OK Satz GmbH, Gröbenzell
Druck und Bindung: Ludwig Auer GmbH, Donauwörth

ISBN 3-7742-1489-1